国家卫生健康委员会医政司指导

北京市卫生健康委员会审定

U0248816

第一响应人现场急救标准教程

指　导　毛群安　焦雅辉　钟东波　刘俊彩　李　昂　刘　颖　于海玲

主　审　杨　桦　刘红梅

主　编　陈　志

副主编　温新华　王小刚

顾　问　敖虎山　姜保国　于学忠　李春盛　陈玉国　秦　俭　黎檀实

　　　　　赵晓东　吕传柱　郭树彬　朱华栋　张国强　吴　迪　Roy Alson

编　委（按姓氏笔画排序）

马　林　马　渝　王绍龙　古丽扎尔·克里木　付　杰　刑　政

刘　智　刘科宇　江旺祥　孙　粤　孙矿生　李　栋　李双明

李永念　李尚伦　杨松亮　肖　文　吴乐林　辛善栋　张　强

张军根　张志锋　陈宏毅　周　强　郑晓玲　赵　晔　赵　馨

赵玉华　赵新珍　俞良曦　祖洁琛　姚建明　聂东妮　徐晓旸

高　飞　郭泽强　席艳华　唐新宇　黄诗良　董蓓蕴　蔡建军

秘　书　杜振和　田　力　李万国

人民卫生出版社

·北　京·

图书在版编目（CIP）数据

第一响应人现场急救标准教程 / 陈志主编 . —北京：
人民卫生出版社，2023.6（2024.7 重印）
ISBN 978-7-117-34427-2

Ⅰ. ①第… Ⅱ. ①陈… Ⅲ. ①急救 — 教材 Ⅳ.
① R459.7

中国国家版本馆 CIP 数据核字（2023）第 021836 号

| 人卫智网 | www.ipmph.com | 医学教育、学术、考试、健康，购书智慧智能综合服务平台 |
| 人卫官网 | www.pmph.com | 人卫官方资讯发布平台 |

第一响应人现场急救标准教程

Di-yi Xiangyingren Xianchang Jijiu Biaozhun Jiaocheng

主　　编：陈　志
出版发行：人民卫生出版社（中继线 010-59780011）
地　　址：北京市朝阳区潘家园南里 19 号
邮　　编：100021
E - mail：pmph @ pmph.com
购书热线：010-59787592　010-59787584　010-65264830
印　　刷：北京盛通印刷股份有限公司
经　　销：新华书店
开　　本：787 × 1092　1/16　印张：8
字　　数：136 千字
版　　次：2023 年 6 月第 1 版
印　　次：2024 年 7 月第 2 次印刷
标准书号：ISBN 978-7-117-34427-2
定　　价：69.00 元
打击盗版举报电话：010-59787491　E-mail：WQ @ pmph.com
质量问题联系电话：010-59787234　E-mail：zhiliang @ pmph.com
数字融合服务电话：4001118166　E-mail：zengzhi @ pmph.com

指导单位
国家卫生健康委员会医政司

审定单位
北京市卫生健康委员会

国际顾问
国际创伤生命支持（ITLS）
美国心脏协会（AHA）

组织编写
中国医院协会急救中心（站）分会
中国心胸血管麻醉学会急救与复苏分会 / 心肺复苏委员会
中华医学会急诊医学分会
中国医师协会急诊医师分会

参编单位（按首字笔画排序）

大连市急救中心

上海市医疗急救中心

山东大学齐鲁医院

广州市急救医疗指挥中心

天津市急救中心

云南省急救中心

太原市急救中心

中日友好医院

中国人民解放军总医院第一医学中心

中国医学科学院北京协和医院

中国医学科学院阜外医院

长沙市 120 急救中心

长春急救中心

乌鲁木齐市急救中心

甘肃省紧急医疗救援中心

石家庄市急救中心

北京大学人民医院

北京急救中心

宁波市急救中心

西安急救中心

成都市急救指挥中心

合肥急救中心

应急总医院

沈阳急救中心

武汉市急救中心

青岛市急救中心

青海省 120 急救中心

杭州市急救中心

呼和浩特 120 医疗急救指挥中心

郑州市紧急医疗救援中心

南宁急救医疗中心

南昌急救中心

南京市急救中心

贵阳市急救中心

哈尔滨市急救中心

重庆市急救医疗中心

首都医科大学附属北京朝阳医院

首都医科大学宣武医院

济南市急救中心

海口市 120 急救中心

银川市紧急救援中心

深圳市急救中心

厦门市医疗急救中心

福建省急救中心

序 一

公众的急救意识水平和在现场进行自救互救的能力是一个国家社会发展程度的重要标志。中共中央、国务院于 2016 年 10 月印发的《"健康中国 2030"规划纲要》和健康中国行动推进委员会于 2019 年 7 月发布的《健康中国行动（2019—2030 年）》中都强调，大力开展急救科普教育、提高中华民族的急救素养，是实现"健康中国"伟大蓝图的重要内容和举措。

公众的现场急救行为，虽然实施者大都不是专业医疗人员，但是其行为事关人民的生命健康，仍然属于医学研究和管理的范畴。《北京市院前医疗急救服务条例》将急救科普培训定义为"社会医疗急救培训"，既明确了公众急救培训的社会性，又强调了抢救技术的医疗专业性，符合这项工作的特点。从这一点看，急救科普培训的医学科学性、规范性是其事业发展的根基，政府必须加强对这个行业的医疗专业化管理。同时，公众现场急救必须与属地 120 院前医疗急救体系的专业抢救相结合。120 院前医疗急救机构应根据我国医疗临床实际，结合国际先进理念，制定中国社会公众现场急救培训的内容和技术标准。各级医疗卫生行政管理部门应加强对急救科普工作的专业管理，消除社会急救误区，避免错误认知带来的不良后果。要建立急救培训机构和讲师的准入制度，增强讲师的专业能力，统一培训大纲和技术标准，更新教学方法，严格质量控制，全面提升城乡急救科普工作水平。

目前我国在公众的急救培训普及率和公共场所应急物资配置方面，与国际发达国家还存在很大差距。今后政府将进一步加大投入，在完善城乡专业医疗急救专业体系的同时，将急救科普工作纳入国家基本公共卫生服务项目当中。引导更多的社会资源参与急救培训事业，大力促进急救科普工作的发展，在社会上建成保基本、广覆盖、多层次、网络化的急救培训体系。逐步扩大公众急救培训普及率，提升我国人民的急救素养，增强自救互救能力，构建"社会大急救"综合应急体系。

为了达到以上目标，需要一套科学、严谨、简明、实用的全国急救培训教材。在北京市急救立法的推动下，北京市卫生健康委员会委托中国医院协会急救中心（站）分会联合国内权威的急诊急救相关学会／协会的专家编写了我国具有法律依据的《北京市社会医疗急救培训－急救证书系列课程教学大纲(修订版)》和《北京市公共场所急救设施设备配置指导目录(修订版)》。根据此大纲和目录编写的这套教程既符合国际规范,又适合国内社会需求,为规范全国急救科普培训的教学内容和技术标准提供了借鉴,也为健全国家急救科普教育体系、提高急救科普工作水平夯实了基础。《第一响应人现场急救标准教程》是其中一本。相信伴随本书的出版,规范、实用的急救知识与技能一定会更好更快地向广大公众普及和推广,让更多的患者在危急关头得到第一响应者规范、有效的紧急救助。

乐为序!

张宗久

清华大学医院管理研究院常务副院长

国家卫生健康委员会原医政医管局局长

2023 年 3 月

序 二

当意外发生时，公众在"第一时间"对现场急危重伤病患者进行正确的评估和急救，是构建城市急救生存链的第一个重要环节。每一个公众都可能是急救现场的第一目击者。如果他们能够了解急救知识，掌握急救技能，就可在现场对患者实施及时的救护，成为"第一响应人"。医学实践证明，第一响应人在现场及时正确的救护，可以最大限度地挽救生命、减少伤残，为专业医疗机构的救治创造条件、赢得时间。可以说"时间就是生命"，然而在现实生活中，由于现场人员缺乏最基本的急救知识，很多鲜活的生命或者在等待救护车到来的过程中因错过最佳的抢救时机而死亡，或者留下严重的后遗症，给社会、家庭带来极大的伤害和沉重的经济负担。因此，在伤病发作的第一现场，第一目击者在第一时间做出迅速正确的响应，实施有效的初步紧急救护措施，是提高院前医疗急救体系抢救成功率的关键。

我国统一的急救电话号码是"120"。自从 1986 年我国第一个 120 急救号码在哈尔滨开通以来，全国 120 院前医疗急救工作者为维护国民健康做出了卓越贡献。然而由于我国城乡急救体系建设尚不完善，急救车呼叫响应时间较长，公众普遍缺乏基本的急救知识与技能，现场急救抢救成功率与发达国家存在着较大差距。在急救科普工作中，由于管理体系不健全，导致各地、各机构的培训内容和技术标准、质量评价无法统一。一些培训机构疏于专业管理，培训讲师缺乏医学临床经验，很多急救培训与实际临床需求相距甚远。公众急救科普培训虽然受众是非专业人员，但是无论其技术体系还是管理体系，在科学认知上仍然属于严肃的医疗问题。从专业角度看，第一目击者的现场急救和 120 急救车的专业医疗抢救不仅仅要在时间上紧密连接，更要在急救技术上做到有效衔接。所以公众急救科普的内容和技术标准应由 120 院前医疗急救机构根据急救医学原则和我国院前医疗急救体系发展现状，并以患者最终临床受益为根本标尺来制定。在 2013 年公布的《院前医疗急救管理办法》第二十九条规定，"急救中心（站）和急救网络医院应当向公众提供急救知识和技能的科普宣传和培训，提高公众急救意识和能力"。各地 120 院前医疗急救机构和网络医院要发挥临床专业优势，承担起我国急救科普工作的医学责任。

中国医院协会急救中心（站）分会由各省市 120 急救中心单位法人组成，是唯一全面代表我国 120 院前医疗急救机构行业的学术组织。其受北京市卫生健康委员会委托,依据《北京市社会医疗急救培训－急救证书系列课程教学大纲(修订版)》和《北京市公共场所急救设施设备配置指导目录(修订版)》等文件组织全国急救专家撰写了社会急救科普培训系列教材。本套教材是全国 120 院前医疗急救体系统一的社会医疗急救科普培训教材。

本书是依据我国 120 院前急救体系几十年临床抢救工作的实际经验,结合国际最新权威指南,制定的中国公众现场急救技术教程。其为规范各培训机构的培训内容和技术标准、提升培训水平提供了专业依据。感谢各位编委在本书编写过程中积极努力和富有成效的工作。相信该书的出版一定会为我国急救科普工作的发展做出贡献!

张文中

中国医院协会急救中心(站)分会主任委员

2023 年 3 月

前　言

党的二十大报告明确要求,继续实施"健康中国行动",完善社会急救能力建设。大力开展公众急救知识和技能的普及培训,让每一个第一目击者都能变成第一响应人,在急救现场给予患者及时正确的抢救,是每一个危重患者的希望,更是提高民族素养、加强社会急救能力建设、实现"健康中国"伟大蓝图的重要保障。

近几年,北京、上海、深圳、杭州等地的急救立法相继颁布,倡导公众学习急救知识,提高自救、互救能力,鼓励公众在专业急救人员到达前对患者实施紧急现场救护。特别是《中华人民共和国民法典》第一百八十四条的实施,为"好心人救人免责"提供了明确的法律依据。这些政策的实施极大地促进了我国公众现场急救行为的推广和社会急救科普工作的发展,也为第一响应人在现场实施急救行为扫清了法律障碍。

第一响应人应该接受科学规范的急救培训。《北京市院前医疗急救服务条例》要求单位和个人开展社会医疗急救培训活动,应当执行统一的培训大纲和教学、考核标准。北京市卫生健康委员会根据立法要求委托中国医院协会急救中心(站)分会和北京急救中心制定撰写了《北京市社会医疗急救培训 – 急救证书系列课程教学大纲(修订版)》和《北京市公共场所急救设施设备配置指导目录(修订版)》等文件,既是国内具有立法依据的大纲和目录,也完整地规定了公众急救行为的内容与边界。大纲规定的授证培训由浅入深分为四个阶段,分别是"心脏拯救者""第一响应人""初级急救员"和"高级急救员"。中国医院协会急救中心(站)分会联合相关学术机构,组织权威专家按照此大纲和目录编写了本套丛书,将其作为全国 120 院前医疗急救机构指定的公众急救科普培训教材。其中,《初级急救员培训标准教程》和《第一目击者心肺复苏标准教程》分别于 2019 年 12 月和 2021 年 8 月由人民卫生出版社出版。本书是"第一响应人"证书课程培训的标准教材。

本书具备以下特点:

1. 遵循权威指南　本教材的技术标准参考国际创伤生命支持(ITLS)、国际复苏联络委员会(ILCOR)、美国心脏协会(AHA)、欧洲复苏委员会(ERC)的最新指南。同时按照不同指南的循证依据及技术背景进行综合分析、筛选,既体现了急救医学最新、最权威的临床认知,又消除了不同指南技术差异性给急救标准带来的混乱。

2. 结合中国经验　中国社会结构及城市 120 急救医疗体系与国外不同,北美、欧洲的技术标准由于急救体系不同,在我国并不一定能达到同样的效果。因此,第一目击者在现场急救的技术既要符合中国社会发展现状,更要与属地 120 院前医疗急救体系的服务能力和特点有效衔接,只有这样才能获得最大临床收益。

3. 注重教学实践　本教材的编者均为具有丰富经验的国际资质急救讲师,其在多年急救培训实践中,总结出适合中国公众学习和掌握的教学方法和技术路径。书中精心选择图片以诠释急救技能的技术要领;采用独具特色的行动表格引导操作步骤和思维路径。本教材将"急救四步法"程序融合到每一个常见急危重伤病患者的现场急救操作步骤中,不仅便于学员学习,且更符合真实世界中的急救要求。本书既可作为社会第一响应人培训的标准教程,又可作为社会公众学习急救知识和技能的普及读物。

感谢国务院健康中国行动推进委员会办公室、国家卫生健康委员会医政司和北京市卫生健康委员会及相关学会/协会对本书的指导与支持,感谢各医疗机构的参与和帮助。

"健康两手抓,一手抓保健,一手抓急救,两手都要硬"。让我们一起学习急救,推广急救,自救救人,自利利他,为"健康中国"伟大蓝图的实现添砖加瓦,为每一个中国人的幸福生活保驾护航!

陈志

北京急救中心

2023 年 3 月

目　录

第一章

总论

掌握：

1. 现场急救原则。

2. 启动急救系统的方法。

3. 现场急救程序——急救四步法。

4. 接触患者的自我防护措施。

5. 正确脱除防护手套的方法。

熟悉：

1. 第一响应人的职责。

2. 现场评估的方法。

3. 患者评估方法。

了解：

1. 现场急救的概念。

2. 公共急救包的配置。

3. 相关法律法规。

4. 患者隐私的保护方法。

5. 心理应激概念和调节方法。

第一节 概述

一、为什么要学习急救

当一个人的心脏停止跳动时,决定生死的时间窗往往是最初的 4 ～ 6 分钟。然而很多时候,在等待救护车到来时,许多鲜活的生命已经错过了最佳的抢救时机。

世界卫生组织提供的统计资料表明,全世界每年的创伤患者,约 20% 因创伤后没有得到及时的现场救治而死亡;因心肌梗死而死亡的病例中有 70% 未能及时到医院就诊而死于现场或转送途中。因此,掌握一些必备的急救知识和技能,在关键时刻能为生命赢取时间,避免伤病的加重,挽救自己、亲人或他人的生命。目前我国无论是公众的急救普及率还是公共场所急救物品的配备,与发达国家相比还存在一定的差距。"健康两手抓,一手抓保健,一手抓急救,两手都要硬",提高公众急救素养、加强社会急救能力建设是实现"健康中国"伟大蓝图的基础。

因此,大力开展公众急救普及培训,让每一个第一目击者都能变成第一响应人,在急救现场给予患者及时正确的抢救是每一个生命最宝贵的希望。

(一)概念

1. 患者 指因疾病或创伤导致健康受损甚至出现生命危险的人,是急救现场救助的目标人群。

2. 现场急救 公众从事的现场急救是指意外或急症发生时,在专业急救人员到达前,现场的人员按照医学科学性的原则,为发病或受伤的患者实施初步的紧急救助。

3. 第一响应人 在现场第一个发现意外情况的人称为"第一目击者"。如果第一目击者不作为,就会耽误最佳的抢救时机。让第一目击者经过规范急救培训,具备一定的急救能力,可以在现场为患者提供及时、科学的急救措施,他们便成为了维护患者生命健康的"第一响应人"。高风险岗位职业人员都应该经过急救培训,成为具备急救能力的"第一响应人"，处理岗位上出现的各种急救事件。第一响应人培训时长通常为 1 天 (8 学时)。

4.**急救员** 是指按照急救员培训大纲内容和要求，接受规范化培训并通过考核取得"急救员"证书的社会公众。急救员课程分为"初级急救员"和"高级急救员"等不同的层次。培训时长通常为 2 ～ 4 天 (16 ～ 32 学时)。

(二)学习急救的目的

1.**挽救生命** 掌握必要的急救知识和技能可以在关键时刻对急危重伤病患者进行及时的现场救治，从而达到挽救生命的目的。

2.**改善预后** 当伤病发生时，第一响应人的正确急救，可降低患者发生二次伤害的风险，同时促进身体的康复。

(三)学习急救的意义

1.**时间就是生命** 当伤病发生后，每一分、每一秒的延迟都会带来不可挽回的损失。掌握急救知识、技能可以使公众懂得早期识别警示征象、早期拨打急救电话、早期给予必要的紧急救助措施，争取时间，挽救生命。

2.**正确施救** 正确的急救可以避免伤残或疾病进一步恶化，挽救患者的生命；不正确或错误的施救，不仅不能达到挽救生命的目的，反而会给患者带来新的伤害和严重后果。

3.**贵在预防** 学习急救可以提高人对环境的判断能力、紧急应变能力等综合急救素养。在日常生活中，这些能力可以防患于未然，避免很多意外事件的发生，让生活更安全。

二、现场急救的原则

(一)安全原则

1.**确保安全** 在采取任何行动之前，请务必确认施救现场环境安全，并在施救过程中持续评估，避免身陷险境。有时候患者可能由于酒精或药物的作用而具有攻击性，盲目的施救可能会带来更大的伤亡，急救者应随时评估环境的风险级别，确保自身、围观群众和患者的安全，必要时离开危险的现场。

2.**自身防护** 在救治患者时，应注意避免交叉感染，急救前后要洗手。如果有条件，应采取必要的防护措施，至少应佩戴防护手套避免与患者血(体)液接触。

3.**防止二次伤害** 在实施急救时，应采取正确有效的急救措施，如果没有把握不要盲目处理，防止加重损伤和二次伤害。

（二）时间原则

1. **"钻石4分钟"** 患者发生呼吸、心搏骤停后，大脑皮质耐受缺血、缺氧的时间仅为4～6分钟。在4分钟内实施高质量的心肺复苏可大大提高抢救成功率，改善预后。

2. **"铂金20分钟"** 以北京急救中心2022年数据为例，急救响应时间平均为20分钟（患者拨打急救电话至医务人员走下急救车的时间平均为15～16分钟，他们下车再步行赶到患者身边还需要几分钟）。据统计，我国120急救车到达现场的响应时间通常为20～30分钟，有的地区可能更长。第一响应人如能在等待急救车期间对患者进行及时正确的救治，就能大大提高抢救成功率。

3. **"黄金时段"** 近年来，人们发现很多急危重伤病患者，如果能在特定的时间窗内接受特殊治疗，就会明显缓解病情，改善预后。例如：急性心肌梗死患者的黄金时段为2小时，即从发病到开通患者闭塞血管的时间；急性缺血性脑卒中的黄金时段为3小时，即从卒中症状出现到医务人员将溶栓药物注入患者身体的时间，部分患者延长至4.5小时也可获益。其他危重症和重大创伤都有特定的最佳治疗时间窗。

4. **争分夺秒** 第一响应人应该树立"时间就是生命，时间就是健康"的观念，争分夺秒地安排各项急救事宜。从拨打急救电话120开始，到患者被送往医院期间，医患沟通的有效性直接影响患者治疗的关键时间节点。家属应给予医务人员必要的信任，积极配合，为医疗救治争取时间。尽量避免因医患沟通不利等原因导致患者错过接受特殊治疗的时间窗，影响患者的康复和痊愈。

（三）告知原则

1. **表明身份，征得同意** 在实施急救之前，如果患者有意识，先向其表明自己身份，询问是否需要帮助，在征得同意的前提下进行救助。

2. **有效沟通，避免误解** 第一响应人应语言清晰简洁，保持同理心，避免因患者的误解而产生敌意。

3. **没有反应，立即施救** 对于没有反应的患者，不要耽误时间，在环境安全的前提下立即施救。

> 注意：在急救过程中要注意保留相关证据。这些证据是后期分析事故原因、判断病情、刑事侦查、民事诉讼的重要线索和依据。

（四）科学原则

1.科学性 在施救时所采取的一切措施都应遵循公认的科学原则,避免非常理行为,例如立即拔除插在患者胸部的刃器显然不是明智的决定。

2.有效性 尽可能采取正确、有效的急救措施。

三、解剖与生理

（一）解剖

1.系统解剖 人体包括呼吸系统、脉管系统、神经系统、运动系统、生殖系统、消化系统、泌尿系统、感觉器和内分泌系统。

2.局部解剖 按部位划分,人体分为头部、颈部、胸部、腹部(图 1-1-1)、骨盆会阴部、背部和四肢,通常将胸部、腹部、背部和骨盆会阴部合称为躯干部。

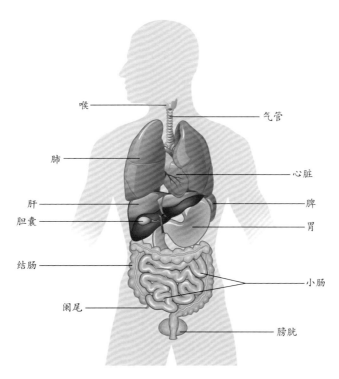

图 1-1-1 人体胸部、腹部器官解剖图

（二）相关生理学知识

1.人体是一个整体 细胞是能体现人体生命活动的最小单位,细胞和细胞间质共同

构成组织、器官、系统,进而组成整个人体。人体各系统既具有本身独特的形态、结构和功能,又在神经系统的统一支配下和神经体液的调节下,相互联系、相互制约、协同配合,共同维持整个机体的生命活动。

2. **调节方式**　人体能对各系统、器官、组织和细胞的各种生理功能进行有效调节和控制,维持机体内环境及各种生理功能活动的稳态,也能根据外界环境做出适应性反应。人体的生理功能三大调节方式是神经、体液和自身调节。

3. **基本功能**　指各系统维持生命活动最基本的生理功能。

(1)呼吸系统:呼吸系统由呼吸道和肺所组成(图 1-1-2),呼吸道包含鼻、咽、喉、气管、支气管等。通常称鼻、咽、喉为上呼吸道;气管和肺内各级支气管为下呼吸道。其中,鼻是气体出入的门户,又是感受嗅觉的感觉器官;咽不仅是气体的通道,还是食物的通道;喉兼有发声的功能。呼吸道壁内有骨或软骨支撑以保持气道通畅;肺部由支气管和肺泡等组成,气体进入肺泡内与毛细血管内血液进行气体交换。随着胸廓的扩张和回缩,空气进出肺称为呼吸运动。

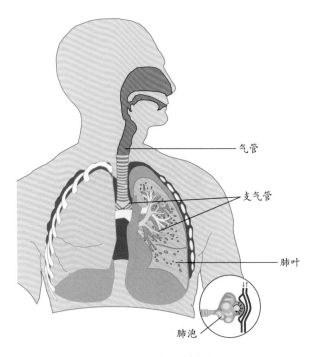

气管

支气管

肺叶

肺泡

图 1-1-2　呼吸系统解剖图

(2)脉管系统:分为心血管系统和淋巴系统两部分。心血管系统由血液、血管和心脏组成(图1-1-3)。淋巴系统承担部分免疫功能。心血管系统是一个封闭的运输系统,其功能是为全身各组织器官运输血液,将氧气、营养物质输送到组织细胞,同时将二氧化碳等组织代谢产物运走,以保证人体新陈代谢的正常进行。维持心血管系统处于良好的工作状态,是机体赖以生存的条件,而其中的核心之一是将血压维持在正常水平。

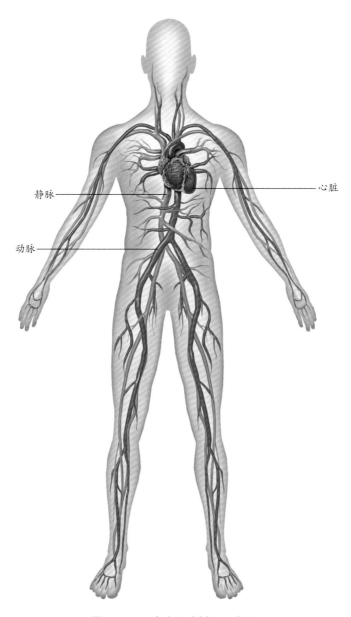

静脉

心脏

动脉

图 1-1-3　全身血液循环示意图

1

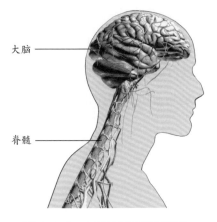

图 1-1-4　中枢神经系统示意图

（3）神经系统：是机体内对生理功能活动的调节起主导作用的系统，分为中枢神经系统（包括脑和脊髓，分别位于颅腔和椎管内）（图 1-1-4）和周围神经系统（包括 12 对脑神经和 31 对脊神经）。

（4）消化系统：由消化道和消化腺组成（图 1-1-5）。消化道包括口腔、咽、食管、胃、小肠和大肠，消化腺由肝脏、胰腺和唾液腺等组成，其功能是摄取、转运、消化食物和吸收营养、排泄废物。

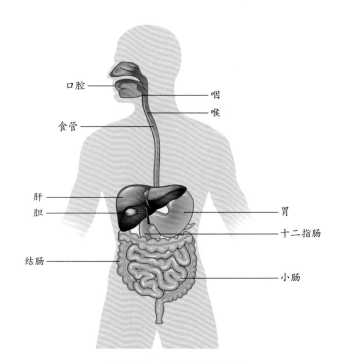

图 1-1-5　消化系统解剖图

（5）泌尿系统：由肾、输尿管、膀胱及尿道组成（图 1-1-6），其主要功能为排泄机体的代谢废物及多余的水。

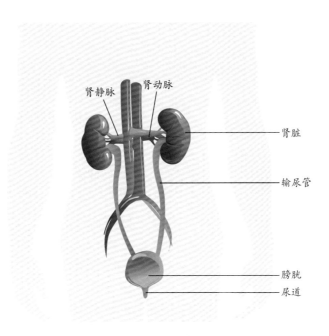

图 1-1-6 泌尿系统解剖图

（6）内分泌系统：由内分泌腺（包括甲状腺、卵巢、前列腺、肾上腺等）和分布于其他器官的内分泌细胞组成，其功能是对整个机体的生长、发育、代谢和生殖起着调节作用。

四、公共急救包的配置

公共急救包内配置的物品，可根据当地具体情况增加或减少，下面以《北京市公共场所急救设施设备配置指导目录（修订版）》为例，介绍相关配置。

1. 公共急救包配置（表 1-1-1，图 1-1-7）

表 1-1-1 公共急救包配置

名称	规格	单位	数量	名称	规格	单位	数量
碘伏棉签	双头 8cm	根	20	自粘伤口创可贴	6cm×7cm	片	5
碘伏消毒片	30mm×65mm	片	20	人工呼吸面膜	210mm×300mm	个	5
酒精消毒片	30mm×65mm	片	20	清洁用生理盐水	15ml	支	2
无菌纱布块	75mm×75mm	块	5	化学冰袋	100mm×160mm	个	2

续表

名称	规格	单位	数量	名称	规格	单位	数量
弹性绷带	50mm×4 500mm	条	1	医用棉签	100mm	根	20
	75mm×4 500mm	条	1	弯头绷带剪刀	18.5cm×9.1cm	个	1
自粘性绷带	75mm×4 500mm	个	1	塑料镊子	120mm	个	1
	100mm×4 500mm	个	1	一次性丁腈手套	M 或 L 码	双	10
急救止血绷带	100mm×4 500mm（敷料内含壳聚糖等生物止血材料）	个	2	一次性医用口罩	17.5cm×9.5cm	个	10
压缩曲线纱布	110mm×3 500mm	包	2	护目镜	全角度防护型	个	2
急救包扎包	150mm×1 200mm（敷料内含壳聚糖等生物止血材料）	个	1	铝膜保温毯	1 600mm×2 100mm	个	5
	200mm×1 400mm（敷料内含壳聚糖等生物止血材料）	个	1	专用逃生哨	峰值：130dB	个	1
三角巾	1 000mm×1 000mm	条	5	电子体温计	不含水银	个	1
旋压式止血带	38mm×890mm	条	2	强光手电	最高亮度：350 流明及以上；连续照明时间：3 小时	个	1
可塑夹板	110mm×920mm	个	2	医疗废物收集袋	黄色不透明 600mm×700mm	个	2
普通创可贴	吸收垫尺寸 25mm×18mm	个	20				

注:cm,厘米;mm,毫米;ml,毫升;dB,分贝。

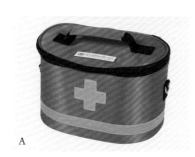
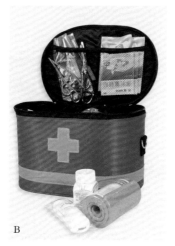

图 1-1-7　公共急救包

A. 未打开;B 打开。

2. 自动体外除颤器及配件（表 1-1-2）

表 1-1-2　自动体外除颤器及配件

名称	规格	单位	数量
自动体外除颤器	双向波 / 全自动或半自动模式 / 支持成人和儿童模式	台	1
弯头绷带剪刀	18.5cm × 9.1cm	把	1
人工呼吸防护膜	210mm × 300mm	片	2
除颤电极片	成人	副	2
除颤电极片	儿童（选配）	副	1
一次性剃须刀	手动	片	1
AED 标志牌	300mm × 400mm	个	1
AED 安装箱	根据具体情况	个	1

注:cm,厘米;mm,毫米。

　　提示:专业人员与公众均可使用自动体外除颤器(automated external defibrillator, AED),在公共场所需要专职人员负责管理急救器材和 AED。

第二节　第一响应人

一、职责与权利

(一)职责

1. 资质获得　社会公众在卫生行政管理部门认证的培训基地内学习,完成第一响应人培训大纲要求的内容和学时并通过考核,可获得"第一响应人急救证书"。

2. 救助职责　取得证书以后,可根据实际情况自行选择是否对患者实施现场急救。第一响应人的现场急救行为属于自愿行为,不得违反现有相关法律规定,不得收取被救助者的任何报酬。公共场所的服务人员、企业急救员、救生员等,在工作时间内有责任实施急救。

3. 保护患者隐私　在施救过程中,要对患者的隐私给予保护,避免向他人泄露关于患者的个人信息、伤势和病情等。在急救过程中,除非必要,在公共场所应尽量避免不必要的身体暴露(尤其为女性患者急救时),如需暴露时应给予必要的遮挡。

4. 征求同意　实施急救前需要征求患者或家属的同意,详情请参考"实施急救的主观条件"(表 1-2-1)。

表 1-2-1　实施急救的主观条件

序号	条件
1	经过评估,患者神志清楚,应向其介绍自己是第一响应人或曾接受过相关培训,征求同意后方可实施急救
2	患者神志清楚,表示拒绝接受急救,但你出于对患者病情的担心,可以帮忙拨打急救电话120,并守护在患者身旁,直到医务人员到达
3	经过评估,患者意识不清或无法回答,应协助报警,拨打急救电话120,启动紧急医疗服务系统。报警后可根据具体情况决定是否实施其他急救措施

（二）权利

1. **使用急救物品**　出现紧急情况时,第一响应人可按规定使用配置在公共场所的急救包内物品、自动体外除颤器(AED)及避险逃生类器材。

2. **必要的检查和处置**　对现场患者进行必要的询问和检查,并进行初步处理,稳定病情,注意避免加重伤害。

3. **实施急救措施**　在现场正确实施心肺复苏、吸氧、通气、止血、包扎、固定、搬运、护送等必要的急救措施。

4. **指导及辅助**　在现场指导群众自救、互救,在专业医疗人员指导下可进行其他相关辅助性急救工作。

5. **法律免责**　根据《中华人民共和国民法典》第一百八十四条规定,因自愿实施紧急救助行为造成受助人损害的,救助人不承担民事责任。第一响应人作为自愿救助者,救助他人造成损害时,不承担民事责任。

6. **紧急避险**　第一响应人有权在自身安全受到威胁时,选择离开现场等避险措施,而不履行救助职责。

二、自我防护

第一响应人在完成对现场安全性的评估后,接触患者之前应马上采取通用的防护措施,包括正确洗手、使用个人防护用品、处理污染物品等,降低感染疾病的风险。在急救箱(包)内应配备个人防护设备。

（一）个人防护装备

1. **常用防护物品**　包括医用防护手套、护目镜及人工呼吸面罩等。有一部分人(可能是急救员或患者)对乳胶过敏,应尽量使用不含乳胶的防护手套,例如丁腈手套。

2. **用途**　戴防护手套、护目镜以避免直接接触患者血液、体液(唾液、尿液等),保证安全。准备人工呼吸面罩在心肺复苏时使用。

(二)防护措施

1. 通用防护措施(表 1-2-2)

表 1-2-2　通用防护措施

步骤	操作
1	急救时都应戴防护手套(图 1-2-1),如果处理活动性出血患者,应戴上防护眼镜或护目用具,避免血液或体液溅入眼睛
2	将所有接触过患者血液的一次性用物,置于密封塑料袋内或专用医疗垃圾收集袋内,并按照公共场所处理有害垃圾的要求进行处理
3	救治患者后正确脱除手套,用流动的清水和肥皂彻底洗手,时间至少 20 秒

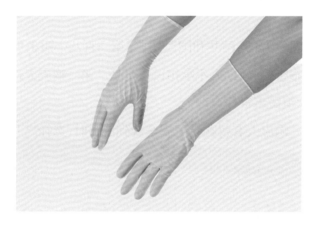

图 1-2-1　戴防护手套

注意:戴手套前尽量先清洗双手,保持手部干燥,并检查手套是否完好。

2. **正确洗手**　在实施急救前后,施救者应用流动的清水或肥皂洗手,时间不少于 20 秒(表 1-2-3);如果不能洗手,请使用免洗洗手液。

表 1-2-3　正确洗手的步骤与方法

步骤	操作
1	用流动的清水冲洗双手,然后涂抹肥皂或洗手液
2	双手揉搓手掌、手背及指间所有皮肤,时间不少于 20 秒
3	用流动的清水彻底冲洗双手
4	用干净毛巾或纸巾擦干双手

（三）正确脱除防护手套，处理污染用物

1.正确脱除防护手套的步骤与方法（表1-2-4）

表1-2-4　正确脱除防护手套的步骤与方法

步骤	操作
1	捏住一只手套外部靠近手腕的部分，向下翻卷，直到里层全部露在外面（图1-2-2A、B）
2	用另一只戴手套的手将脱除的手套全部握在手中（图1-2-2C）
3	将已脱除手套的一只手的两根手指从另一只手上的手套袖口处塞入，避免接触手套外部（图1-2-2D）
4	脱除这只手套，使其里层完全露在外面，第一只手套则包裹在里面
5	如果手套上沾染了血液或体液，脱除后将其放入一个可密封的塑料袋内（图1-2-2E），然后再弃置，最好丢弃入医疗垃圾袋内

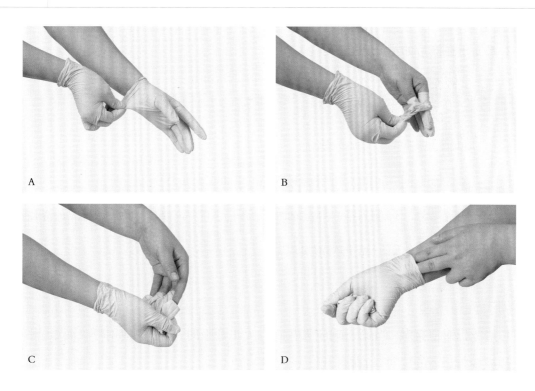

A　　　　　　　　　　　　　　B

C　　　　　　　　　　　　　　D

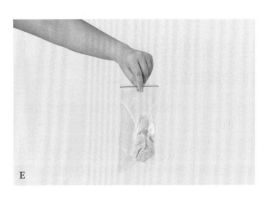

图 1-2-2　脱除防护手套的步骤

2. 处理污染用物　将所有接触过血液、体液的一次性用物放入指定收集袋内或按照当地相关管理部门的规定处理,防止污染环境。

（四）暴露于血液后的措施

1. 暴露的含义　如果患者的血液或体液接触到第一响应人的皮肤或者溅入眼睛、鼻子、口腔中,称为暴露。为了减少暴露的风险,在任何情况下接触患者,都应佩戴个人防护用具。

2. 暴露于血液后的措施（表 1-2-5）

表 1-2-5　暴露于血液后的措施

步骤	操作
1	如果戴有防护手套,请将手套脱除
2	立即用肥皂和流动的清水洗手和接触的部位,时间至少20秒
3	如果有血液、体液溅入第一响应人的眼睛、鼻子、口腔内等部位,请用大量流动的清水冲洗
4	尽快联系医务人员,给予必要的处理

（五）注意事项

1. 避免口对口接触　当第一响应人在施行人工呼吸时,可考虑使用呼吸面罩、呼吸防护膜以减少与患者的口对口直接接触。

2. 避免尖锐物品　当接触到利器和尖锐物品如玻璃碎片时,第一响应人应特别留心,避免划破手套或导致手指受伤。

三、法律法规

（一）《中华人民共和国民法典》

1. **实施时间与内容**　2020年5月28日第十三届全国人民代表大会第三次会议通过的《中华人民共和国民法典》（以下简称《民法典》）于2021年1月1日起实施,其中第一百八十四条规定,"因自愿实施紧急救助行为造成受助人损害的,救助人不承担民事责任"。

2. **正确施救**　虽然《民法典》鼓励"好心人"施救,但是我们应清醒地认识到,只有规范、正确的急救措施才可以最大限度地挽救生命,避免加重伤害。

3. **无因管理**　是指当事人没有法定的或者约定的义务,为避免他人利益受损,自愿管理他人事务或为他人服务的事实行为。《民法典》第九百七十九条规定,"管理人没有法定的或者约定的义务,为避免他人利益受损失而管理他人事务的,可以请求受益人偿还因管理事务而支出的必要费用;管理人因管理事务受到损失的,可以请求受益人给予适当补偿"。

（二）《院前医疗急救管理办法》

1. **实施时间**　《院前医疗急救管理办法》（以下简称《办法》）由国家卫生和计划生育委员会（现为国家卫生健康委员会）公布,自2014年2月1日起施行。

2. **《办法》第二十九条规定**　急救中心（站）和急救网络医院应当向公众提供急救知识和技能的科普宣传和培训,提高公众急救意识和能力。

（三）《北京市院前医疗急救服务条例》

1. **实施时间**　《北京市院前医疗急救服务条例》（以下简称《条例》）由北京市第十四届人民代表大会常务委员会公布,于2017年3月1日起正式实施,2021年5月27日北京市第十五届人民代表大会常务委员会第三十一次会议进行了修正。

2. **社会急救培训**　修正后《条例》第四十二条:"市、区人民政府应当加强社会急救能力建设,组织开展社会急救技能培训和急救知识的宣传普及等工作"。第四十三条:"市卫生健康部门应当根据医疗急救规范和社会急救能力建设要求,编制统一的社会医疗急救培训大纲和教学、考核标准,并向社会公布。单位和个人开展社会医疗急救培训活动,应当执行统一的培训大纲和教学、考核标准"。

3. 提供法律保护 《条例》第四十五条："单位和个人发现他人有医疗急救需要的,可以拨打急救呼叫电话,并提供必要帮助。鼓励具备医疗急救专业技能的个人在急救人员到达前,对急、危、重患者实施紧急现场救护,其紧急现场救护行为受法律保护。鼓励个人学习医疗急救知识,提高自救、互救能力"。

4. 编写标准教材 北京市卫生计生行政部门依据 2017 年 3 月实施的《条例》第四十二条于 2018 年 1 月 18 日制订并印发《北京市社会医疗急救培训 – 急救员课程教学大纲(试行)》《北京市社会医疗急救培训 – 急救员课程复训大纲(试行)》《北京市公共场所医疗急救设施设备及药品配置指导目录(试行)》等配套文件。北京市卫生健康委员会对上述文件于 2019 年 12 月进行了修订。我们根据《北京市社会医疗急救培训 – 急救证书系列课程教学大纲(修订版)》设置标准急救培训课程,编写相应的教材(已出版的有《初级急救员培训标准教程》和《第一目击者心肺复苏标准教程》)。

5. 法律后果 《条例》第六十条规定："单位和个人有下列情形之一,扰乱院前医疗急救服务工作秩序,构成违反治安管理行为的,由公安机关按照《中华人民共和国治安管理处罚法》的规定给予治安管理处罚;构成犯罪的,依法追究刑事责任"。

(1)恶意拨打、占用急救呼叫号码和线路的;

(2)阻碍执行院前医疗急救任务的院前救护车通行的;

(3)侮辱、殴打急救人员,或者以其他方式阻碍急救人员实施救治的;

(4)其他扰乱院前医疗急救服务工作秩序的行为。

目前深圳、上海、杭州、南京等地相继出台地方条例,均对开展公众自救、互救知识和技能培训活动提供法律保障。

(四)《中华人民共和国医师法》

1. 实施时间 新的《中华人民共和国医师法》(以下简称《医师法》)于 2021 年 8 月 20 日由第十三届全国人民代表大会常务委员会第三十次会议通过,2022 年 3 月 1 日起实施。

2. 鼓励实施紧急救助 《医师法》第二十七条规定："国家鼓励医师积极参与公共交通工具等公共场所急救服务;医师因自愿实施急救造成受助人损害的,不承担民事责任"。也就是说,医师在执业地点之外,根据现场条件自愿对患者进行紧急救助的行为,受到法律保护。

第三节 现场急救程序

在救助患者时,遵循一定的程序是很重要的。急救现场,环境复杂,人力、物力资源有限,很难面面俱到。按照一个科学的程序工作,可以帮助第一响应人分清主次,把握重点,条理清晰地处理复杂的急救问题。在紧急情况下,往往有的程序是可以同时进行的,例如,在紧急施救时打开手机免提模式拨打急救电话 120 呼救。

一、评估

(一)现场评估

1. 评估内容   包括对施救现场环境安全的判断、做好个人防护、对群体伤患人数的了解、特殊现场需要同时呼叫多部门联动、了解事故的原因和受伤机制。以上均是在未接触患者之前完成的。如果遗漏这一步骤,就可能使你和患者的生命都暴露在危险之中。评估受伤机制是很重要的。受伤机制是指患者受伤的方式和机制,比如高处坠落伤、机动车事故或爆炸伤等。从现场情况中很容易获得,有时需要从对患者或旁观者的询问中得出,这对判断伤情很有帮助。

2. 实施评估   在接近患者前,第一响应人通过眼看、耳听、鼻嗅等途径,全方位评估环境安全,确保无安全隐患,并佩戴好个人防护装备。

(二)患者评估

1. 评估内容   包括患者总体印象、有无致命大出血,检查生命体征包括意识、呼吸和脉搏,检查创伤患者的伤势。

(1)总体印象:患者面容、表情、体位、性别、大概年龄、明显外伤等。

(2)致命性大出血:确认现场安全后,接近患者的过程中观察其全身有无肉眼可见的活动性大出血,如有严重出血则应第一时间给予有效止血。

(3)检查意识反应(图 1-3-1):首先向神志清楚的患者表明身份,征求同意。如大声

1

询问："你好,我学过急救,需要帮助吗?"征得同意后再施救。如患者无反应,轻拍患者双肩及贴近双耳大声呼唤,如"你哪里不舒服,请睁开眼睛!"。

患者对任何刺激都没有反应即可认为意识丧失。此时应立即呼唤旁人帮忙并拨打急救电话120,拿来附近的急救物品。

(4)检查气道是否通畅:如果患者意识丧失,喉部肌肉就会松弛,舌根后坠,阻塞气道,呼吸时发出异常响声(有的类似打鼾声),甚至阻碍呼吸。因舌肌连着下颌,如果采取开放气道的手法,将下颌提起,可将舌根上抬,使气道通畅。

在这个环节,如果发现患者有异常呼吸杂音,提示气道阻塞的征象,此时应注意清除患者口腔内的呕吐物、痰、血块等异物,使气道通畅。

(5)检查呼吸(图1-3-2):通过观察胸腹部起伏、口鼻的呼吸动作来评估呼吸,如果观察5～10秒未见患者胸腹部起伏,没有口鼻呼吸动作,即可认为患者已无呼吸。

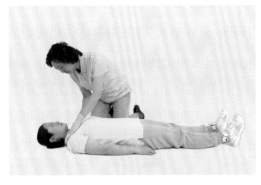 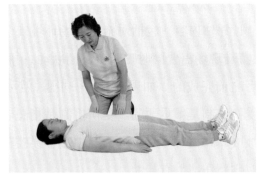

图1-3-1　检查患者意识反应　　　　图1-3-2　检查患者呼吸

有时患者会出现濒死叹息样呼吸,表现为呼吸频率很慢,呼吸时张嘴并伴有下颌或头颈部移动,这种征象也是发生心搏骤停的表现,对于非医务人员判断起来会有一定的困难。

异常呼吸是指呼吸频率每分钟>30次,或<10次,出现呼吸杂音。患者因情绪激动也会导致呼吸频率过快,应注意识别。

(6)检查脉搏:脉搏提示血液循环的状况。如果患者手腕处桡动脉的搏动消失,注意排除休克状态。如果颈动脉搏动消失(图1-3-3),提示心搏骤停。对于婴儿,应检查其肱动脉搏动,方法是触摸婴儿身体靠近施救者一侧的上臂中央内侧。非医务人员检查脉搏有一定困难,有时会因此而延迟救治,故一般不要求进行脉搏检查。

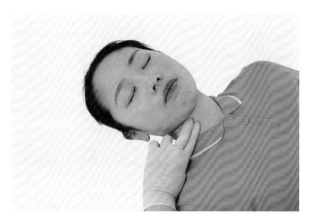

图 1-3-3　检查患者颈动脉搏动

如患者意识不清,但有呼吸和脉搏,应立即处理可能危及生命的病情,病情允许时将患者放置成复原卧位(即稳定的侧卧位),确保气道通畅。

注意:以上评估只要有一项内容出现异常,应立即拨打急救电话120。

2. **处置措施**　检查过程中如发现严重问题,除拨打急救电话120外应实施紧急措施进行急救,包括制止严重出血、保持气道通畅、实施心肺复苏术等。有时需要施救者权衡即将采取措施的风险/收益比,尽可能提高收益比例。

3. **获取病史资料**　进行评估时,如患者意识清楚,通过询问获得患者症状和既往病史,这些资料对疾病的诊断和治疗有很大帮助。询问的内容应包括患者的主要症状、既往病史、过敏史、服药史、最后一次进餐的情况、事件的完整经过等。

二、急救四步法

通常情况下,第一响应人在现场展开急救时可按照急救四步法程序实施(表 1-3-1)。

表 1-3-1　急救四步法

步骤	操作
1-评	评估环境,确保安全(图 1-3-4A₁、A₂)
2-查	初步检查,必要措施(图 1-3-4B)
3-呼	呼叫报警,急救器材(图 1-3-4C)
4-救	详细检查,正确施救(图 1-3-4D₁、D₂)

1

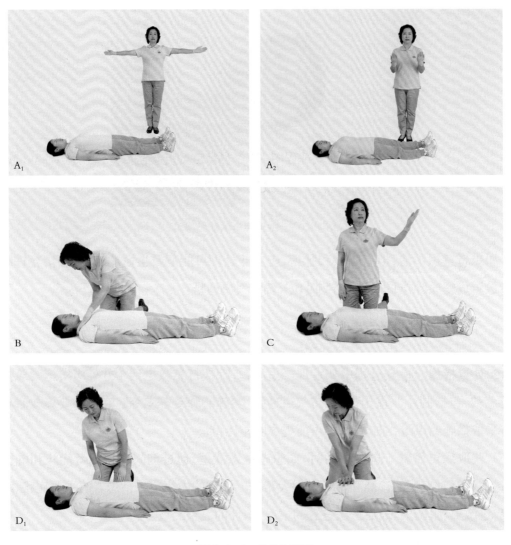

图 1-3-4　急救四步法

1-评:确保现场安全,做好个人防护(A₁、A₂);2-查:初始检查,判断意识(B);
3-呼:拨打急救电话120、拿急救包和AED(C);4-救:检查呼吸(D₁),实施心肺复苏(D₂)。

(一)"1-评":评估环境,确保安全

1. 解除危险　在现场救助患者时,首要的工作是评估现场是否有潜在的危险,如条件允许,应尽可能解除。

(1)怀疑煤气泄漏的现场:切勿按电门铃和使用电话或开启任何电器,以免发出静电火花,引起爆燃。

（2）交通事故现场：必须确保道路交通已被控制，正确摆放警示标识。首先观察车辆有无漏油，关闭汽车引擎及充分制动后，留意车辆变形产生的棱角和锐利边缘，然后方可按急救程序进行急救。

（3）触电事故现场：必须先用安全方法将患者与电源隔离或切断电源后，方可接近患者。

2. **采取通用防护措施**　在急救过程中，第一响应人可能接触到患者的血液或体液，如果患者或施救者的皮肤有伤口，有些病原微生物如病毒、细菌等可能由此进入体内造成感染。在急救时，为防止施救者及患者之间的交叉感染，应采取通用防护措施（参见本章第二节相关内容）。

3. **紧急转移**　施救过程中，一般不移动患者，应就地急救。只有当患者处在危险之中或重大急救措施不能实施时，方可移动。移动患者时应避免二次伤害。

（二）"2-查"：初步检查，必要措施

1. **目的**　明确患者是否需要急救，并在第一时间给予必要的救命措施。例如患者有活动性的大出血，此时应立刻为患者实施有效止血，同时尽快呼救报警，使其得到医疗救助。

2. **内容和顺序**　在初步检查阶段，应首先评估患者意识反应、气道是否通畅、呼吸和脉搏等生命体征是否正常。创伤患者应优先评估有无威胁生命的出血，然后评估其他伤势。一般情况下，检查与急救可同时进行，先处理可能威胁生命的情况。施救者应随时留意患者的意识状态和语言内容，不断安慰及鼓励清醒的患者，需要医疗援助时应迅速求助。"2-查"的具体内容和要求可参考本节上文"患者评估"内容。

（三）"3-呼"：呼叫报警，急救器材

1. **呼喊求助**　大声呼叫周边人员前来帮助。对于志愿前来帮助的人员，可以指导他们打呼救电话、取来附近的急救包和急救器材，以及维持秩序、接替实施急救措施等。

2. **拨打急救电话120**　"120"是全国统一的医疗急救报警电话号码。拨打120电话是启动紧急医疗服务系统获得专业医疗救助最重要的方式。当意外发生时，应尽快拨打120电话呼救。120调度台会派出救护车载着急救医生和医疗器材到现场实施专业急救，稳定患者病情，并护送到医院。

（1）现场独自一人：呼喊求助。如果无人应答，若随身带有手机，应将它置于免提模

1

式,边呼救、边施救。

(2)他人在场:第一响应人在现场实施急救措施,同时指派在场的其他人拨打急救电话 120 并取来急救器材。

3. 什么情况下应拨打急救电话 120 报警 只要发生以下情况,就应该立即拨打急救电话 120 呼救。

(1)评估异常:初步检查患者时发现有任何一项异常者。

(2)不知所措:第一响应人不知道该怎样处置,自觉能力不足时。

(3)情况严重:出现危重征象(表 1-3-2)或第一响应人主观感觉需要医疗救助时。

表 1-3-2　患者危重征象

序号	内容
1	意识不清,对声音或痛觉无反应
2	胸部不适或胸痛
3	呼吸困难
4	突发偏瘫、失语、口角歪斜
5	严重创伤
6	全身抽搐
7	气道异物梗阻
8	急性中毒
9	有人试图自杀或遭到攻击等

4. 拨打急救电话 120 的要点及注意事项(表 1-3-3)

表 1-3-3　拨打急救电话 120 的要点及注意事项

序号	内容
1	讲清目的:"这里有病人(伤员),要急救车"
2	简要描述最紧急的情况及发生时间:如晕倒、心脏病发作、呼吸困难、创伤等
3	讲清患者所处的地址:依次描述区、街道、小区(胡同)、楼号、单元及门牌号,可借助显著的地标描述

续表

序号	内容
4	患者资料：尽可能提供患者大致年龄、性别、人群特点等
5	特殊情况：大型事故灾难，如煤气泄漏、火灾、爆炸等；群体伤尽量提供受伤人数、伤势和事故原因
6	联系电话：留下可联系电话并保持电话畅通
7	适时挂断：得到120调度提示后方可挂断电话。回答调度员的问题不会延误医疗救助

5. 就近取得急救物品 如有可能尽快将附近的急救包和急救器材（如AED）取到患者身边，以便在需要时为患者使用。第一响应人应熟知工作场所附近的急救包和急救器材（包括AED）的位置，尽快拿取使用。

6. 提示 有些地区120调度员使用电脑软件提示下的自动调派系统工作，报警人应依从120调度员的询问程序并用简短明确的语言回答。此时不要打断调度员的询问顺序。使用这些系统的调度员经常会通过电话对现场人员进行急救指导，请按照120调度员的指导进行操作。

（四）"4-救"：详细检查，正确施救

1. 详细检查，稳定病情 我国有些地区急救车的应急响应时间比较长，在等待救护车和急救医生时，第一响应人可以根据情况对患者实施详细检查，并采取有效而安全的急救措施，稳定病情，减轻痛苦，防止恶化。

（1）检查生命体征：持续观察患者意识、呼吸、脉搏的变化，危重患者每5分钟、稳定患者每15分钟重复检查一次，并进行记录。

（2）询问病史：第一响应人还需要在现场了解患者的病史、症状及体征，以判断伤势的轻重。

清醒患者的病史可由患者自述，意识不清患者可由目击者叙述。观察环境，寻找线索，在患者身上寻找有关病历资料，例如带有医学信息的佩饰（项链或手环）（图1-3-5）。了解患者过去患有何种疾病或长期服用何种药物，以便准确地处理病（伤）情。对于高度怀疑某种急症时，可直接询问是否有冠心病、高血压、糖尿病等病史。

症状指的是患者描述的主观感觉,例如疼痛、口渴、发冷、恶心、麻痹、无法用力等。

体征指施救者运用视、听、触觉来检查患者而得到的身体表现。

(3)检查伤势:检查患者伤势顺序是从头到脚,从上到下,两侧对比。注意有无出血、疼痛、肿胀或其他异常情况。为了方便检查,施救者有时需要为患者脱去衣物、鞋袜,但须尊重患者的隐私及减少对患者不必要的移动。当脱除衣物有困难时,可用剪刀小心剪除。腹部内脏损伤不易察觉,需要反复检查,避免遗漏。

(4)检查医疗配饰:若患者罹患阿尔茨海默病、糖尿病、甲状腺疾病、高血压等慢性病,第一响应人经过详细检查,在其颈部或腕部可能发现佩戴医疗配饰,了解到其病史,有利于患者的急救处置(图1-3-5)。

2.**妥善处理**　针对清醒患者,对症处理。如患者意识不清,要确保呼吸道通畅,如有需要将其放置为复原卧位。患者采取复原卧位(图1-3-6),可以保持呼吸道的通畅,如果自觉训练不足,可以将患者放置为去枕平卧位,头偏向一侧。

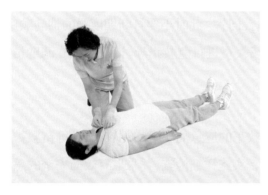
图1-3-5　检查医疗配饰

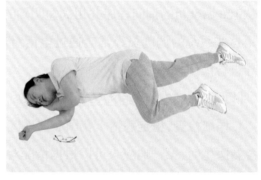
图1-3-6　复原卧位

3.施行急救措施的注意事项(表1-3-4)

表1-3-4　施行急救措施的注意事项

序号	内容
1	第一响应人需保持冷静,切忌慌乱
2	估计患者人数,决定处理的优先次序
3	从患者正面接近,并向患者表明自己曾经接受过急救培训

续表

序号	内容
4	有效沟通，避免误解
5	注意保护患者的隐私，例如病史及医疗状况，请将患者的医疗信息提供给急救医疗人员
6	救护儿童时，必须先征得监护人的同意
7	如非必要，不应给予患者任何饮食或药物
8	保存一切警方可能需要的现场证据及留住目击证人

第四节　心理应激

一、概述

(一) 概念

1. 应激源　应激源本义是刺激，包括心理的、社会的、文化的和生物的各种事件。自然灾害、战争和动乱、环境污染、交通拥挤等都能成为应激源。

2. 应激反应　就是对刺激的反应。个体在应激情况下出现的情绪反应，主要表现为抑郁、焦虑、紧张、担心、失眠、食欲改变、体重变化，从而影响工作、学习、人际关系。伴随着应激的行为改变有回避、依赖、攻击、无助和物质滥用。

3. 心理应激　是指个体在察觉（认知评价）到环境刺激构成威胁或挑战，必须做出适应或应对时做出的生理、心理及行为的适应性反应过程。

(二) 发生机制

1. 必要条件　个人通过自身条件适应变化的环境和非正常事件，达到一种平衡或稳态。当无法维持平衡时就可能产生紧张、焦虑、无所适从等负面情绪，出现急性应激反应。

2. 促发因素 人在面临意外事故、惊险场面及对环境不适应的情况下,将产生强烈的心理应激反应。

二、心理调节的方法

(一)心理救助的态度

1. 同理心 施救者应具有同理心,设身处地为患者着想。

2. 关心和陪伴 施救者应真诚地关心、照顾和陪伴患者。

(二)心理调节的方法

1. 指导 指导个体通过"解决问题"来应对。

2. 再评价 指导个体对应激源进行再评价,即改变原有的认知评价。

3. 提供帮助 给予患者安全感和抚慰,如给予一杯温水、一把椅子、关心的语言等,或帮助寻求社会支持。

4. 转移 分散注意,即采用"转移"的应对方式。

5. 其他 积极倾听、语言释放(哭喊、倾诉)、松弛训练、体育运动、催眠、暗示、药物、心理治疗等。

6. 自我心理调节 对需要心理救助的患者,建议并鼓励其进行自救,以下为常用的自我心理调节方法。

(1)倾诉:向信赖的人,头脑冷静、善解人意的人倾诉,取得内心与外界刺激的平衡。

(2)读书:读一些使人轻松愉快的书,抛却烦恼和焦虑情绪。

(3)音乐:听音乐、放声歌唱,释放快乐因子。

(4)文娱活动:从事下棋、绘画、书法、钓鱼等活动,转移注意力。

(5)帮助他人:通过做好事获得快乐,内心得到安慰。

(6)走进大自然:大自然中负氧离子含量高,促进健康和身心愉悦。

三、心理行为变化对急救的影响

(一)积极的心理行为变化

适度的情绪唤起、注意力集中、动机的调整及思维活动的活化,在急救环节起到积极促进作用。

（二）消极的心理行为变化

过度的焦虑或紧张、情绪过于激动、攻击、逃跑和退缩等，这些会阻碍急救行为的实施，不利于患者的预后。

——— 章末思考题 ———

1. 现场急救的原则有哪些？

2. 第一响应人的职责与权利有哪些？

3. 急救四步法的内容有哪些？如何实施？

4. 施救时确保安全应考虑哪些方面？

5. 如何启动急救系统？

第二章

心肺复苏和自动体外除颤器

教学目标

掌握：

1. 心肺复苏的适应证。

2. 成人心肺复苏技术和操作程序。

3. 判断意识、呼吸的方法。

4. 自动体外除颤器的操作技能。

熟悉：

终止心肺复苏的条件。

了解：

1. 胸外按压、人工呼吸原理。

2. 生存链的概念。

3. 自动体外除颤器概念及特殊环境下的使用。

2

一、维持生命的基本条件

1. **气道** 为肺吸入、呼出气体而经过的通道,包括鼻、咽、喉、气管、支气管等(图 2-1-1)。气道通畅可确保空气能进入肺内。

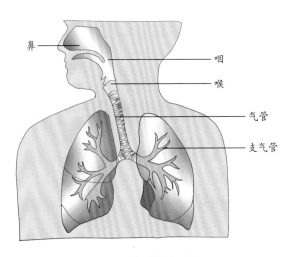

图 2-1-1 气道解剖图

2. **呼吸** 是指机体与外界环境之间气体交换的过程。通过有效呼吸(图 2-1-2),氧气才可以进入肺内,再通过肺部进入血液,输送到全身各个器官组织。各器官组织产生的代谢产物,如二氧化碳再经过血液循环运送到肺,然后经呼吸道排出体外。如果氧气供应受到影响或阻碍,就会对生命构成威胁。

3. **血液循环** 整个生命活动过程中,心脏不停地跳动,推动血液在心血管系统内循环流动。心血管系统由心脏、血管、血液组成,血管又由动脉、静脉和毛细血管组成(图 2-1-3)。通过血液循环将营养物质和氧气输送到全身各处,同时将机体产生的二氧化碳和废物排出。循环功能一旦发生障碍,人体重要脏器将受到严重损害,甚至危及生命。

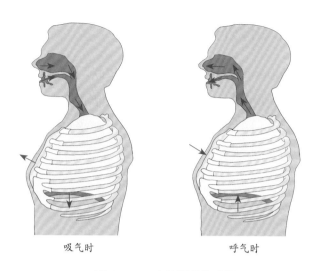

吸气时　　　　　　　　呼气时

图 2-1-2　人体呼吸模式图

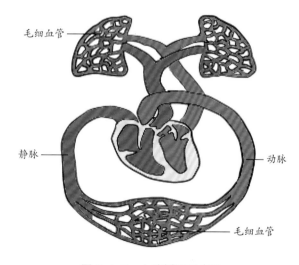

毛细血管

静脉

动脉

毛细血管

图 2-1-3　血液循环示意图

二、心搏骤停与呼吸骤停

1. **心搏骤停**　是指心脏由于某种原因突然停止有效搏动,泵血功能消失,引起全身严重缺血、缺氧。若不及时抢救可直接导致死亡。

2. **呼吸骤停**　是指人的呼吸运动突然停止,常见原因包括脑卒中、药物过量、溺水、窒息等。呼吸骤停如不纠正,很快会导致心搏骤停。

三、心肺复苏与自动体外除颤器的应用

1. 心肺复苏（cardiopulmonary resuscitation，CPR） 包含胸外按压和人工呼吸。

（1）适应证：心肺复苏是挽救心搏骤停、呼吸骤停患者的急救技术。

（2）作用：通过实施胸外按压（图 2-1-4）和人工呼吸（图 2-1-5）形成暂时的人工血液循环和呼吸运动，以维持患者心、脑等重要器官的存活，提高心搏骤停的抢救成功率。

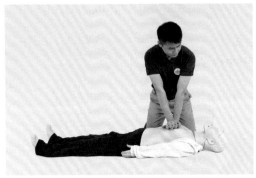

图 2-1-4　胸外按压

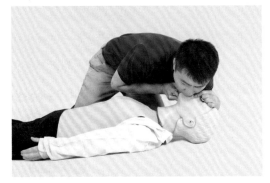

图 2-1-5　人工呼吸

2. 自动体外除颤器（AED） AED 是一种安全、便携、易操作的急救设备（图 2-1-6），操作 AED 为有适应证的患者实施电击技术。

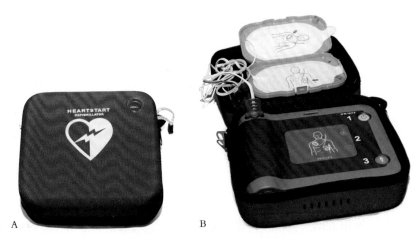

图 2-1-6　自动体外除颤器（AED）

A. 未打开；B. 打开。

（1）适应证：适用于发生心脏异常节律——心室颤动、无脉性室性心动过速患者的急救设备。

（2）功能：AED 可自动检测导致心搏骤停的异常心脏节律如心室颤动等，并实施电击除颤，从而使心跳恢复正常节律，挽救生命。

3. 心肺复苏与 AED 配合使用　第一响应人早期识别心搏骤停患者，及早拨打急救电话 120，尽早实施心肺复苏并配合 AED 的使用，可显著提高心搏骤停抢救成功率。

4. 及时规范　心跳停止 4～6 分钟以后，大脑皮质就开始发生不可逆转的损伤；超过 10 分钟，大脑皮质组织的大部分均已坏死。心肺复苏的最终目的是恢复患者的大脑功能，即实现心肺脑复苏。脑复苏的关键是在心跳停止 4 分钟内进行心肺复苏。规范实施心肺复苏，可提高复苏成功率。有的人担心对患者实施胸外按压可能造成严重的并发症，实际上，只要实施规范的操作，出现这种风险的概率很低。但是如果未给予心搏骤停患者及时心肺复苏抢救，患者的结局必然是死亡！

5. 电话指导　相关研究表明，施救者在 120 调度员电话指导下进行心肺复苏，可提高心搏骤停的抢救成功率。第五代移动通信系统（5G）等新科技的应用，会提高 120 调度员电话指导的准确率和效率。

四、生存链

（一）概述

1. 概念　将抢救心搏骤停的关键要素按照发生的时间顺序串联在一起，形成一个"生命的链条"，称为生存链。

2. 意义　生存链的意义在于，提高社会公众对影响心肺复苏成功率关键因素的认识，从而身体力行，将生存链的 6 个环节紧密连接，环环相扣，提高心搏骤停患者的抢救成功率。

3. 分类　根据年龄特点将生存链分为成人和儿童两个类别。发生在医院之内（院内）、医院之外（院外）的心搏骤停的生存链内容有所不同。本书重点介绍成人院外生存链。

（二）成人院外生存链

大多数成人院外心搏骤停发生在家中，在最初的几分钟内，及早进行高质量心肺复苏并快速除颤，是取得良好预后的决定性因素。成人院外生存链的具体内容见表 2-1-1 和图 2-1-7。

表 2-1-1　成人院外生存链

环节	具体内容
第一环	立即识别心搏骤停，启动应急反应系统
第二环	尽早实施高质量心肺复苏
第三环	使用 AED 实施快速除颤
第四环	120 急救车尽快到达，提供高级生命支持
第五环	自主循环恢复后，在医院内接受多学科综合治疗
第六环	复苏后的康复治疗

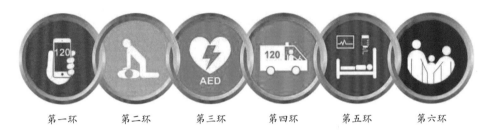

第一环　　第二环　　第三环　　第四环　　第五环　　第六环

图 2-1-7　成人院外生存链

第一环　立即识别心搏骤停，启动应急反应系统

启动应急反应系统包括呼叫现场人员帮助拨打急救电话 120、拿来附近的急救器材。在工作场所，每位员工都应该了解如何在各自所处的环境中启动应急反应系统。当发现患者出现意识不清、无呼吸或有濒死叹息样呼吸时，应立即拨打急救电话，并取来急救物品，包括急救包和 AED。

第二环　尽早实施高质量心肺复苏

经过评估，患者如无意识、无呼吸或仅有濒死叹息样呼吸，确认患者发生了心搏骤停，立即给予持续高质量心肺复苏，再结合早期除颤，可使患者成活率显著提高。如施救者不愿或不能给予人工呼吸，亦应单纯给予胸外按压，直到专业团队接替并继续实施心肺复苏。

即便接受或未接受过相关培训，旁观者也能通过电话按照 120 调度员远程指导进行胸外按压。

第三环　使用 AED 实施快速除颤

大多数患者发生心搏骤停的早期，心脏都是处于一种叫作"心室颤动"（简称室颤）的状态（图 2-1-8），此时心脏无法泵出血液。

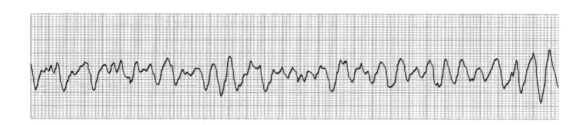

图 2-1-8 室颤波形图

治疗室颤最有效的方法是电击除颤。对心搏骤停的患者来说,电击时间的早晚是决定能否存活的关键因素。社会公众经过短期培训即可掌握操作技术。如果公共场所普遍安装 AED,可使医院外发生室颤的患者得到及时的电击治疗。目前,很多的公共场所配置了 AED,为早期除颤提供了支持,也有助于拯救更多生命。目前,有的城市已有手机程序定位距离现场最近的 AED,以便尽快取得并使用。

实施高质量心肺复苏,尽量减少按压中断及进行早期除颤,是取得心肺复苏良好预后的最关键措施。在确认患者心搏骤停后立即进行高质量心肺复苏,再结合早期除颤,可以使存活率达到 50%。

第四环　120 急救车尽快到达,提供高级生命支持

完善的城市急救医疗服务体系建设、第一响应人早期呼叫急救电话 120、社会车辆为急救车让行,是影响急救医疗服务早期到达现场,也是缩短急救反应时间的关键因素。专业急救人员到现场实施有效的高级生命支持措施,包括开放静脉通道、给予药物治疗及心电监护,建立高级气道或机械辅助呼吸,并针对可逆病因实施特殊治疗等。120 救护车可以尽快将患者转运至有能力提供进一步救治的医院。

第五环　自主循环恢复后,在医院内接受多学科综合治疗

经过现场心肺复苏恢复自主循环的患者,都要接受综合治疗。这些措施有常规支持治疗,也包括导管、手术等专科治疗。恢复自主循环的患者应尽快到医院接受多学科综合治疗与护理,以最终实现心肺脑功能的完全恢复。

第六环　复苏后的康复治疗

心搏骤停患者复苏后的康复过程会在初次入院后持续很长时间,应接受正规、全程的康复治疗,争取恢复正常社会生活。

根据病因不同,心搏骤停存活者可能需要接受针对性的干预治疗。康复期间需要予以支持,以确保最佳的生理、认知和心理健康,并恢复其社会/角色功能。

五、终止复苏的条件

一旦确认患者发生心搏骤停或呼吸骤停,心肺复苏必须持续进行,直到出现以下情况:

1. **复苏有效** 患者恢复自主呼吸和心跳,或出现肢体活动等复苏有效的指征。
2. **医务人员到达** 接替实施高级心肺复苏。
3. **现场环境不安全** 威胁到施救者的生命安全。

第二节　心肺复苏

一、原理

(一)胸外按压的原理

1. **胸泵原理** 实施心肺复苏按压胸骨时,胸腔内压力增大,心脏受到挤压,使心脏内血液泵入动脉;在放松按压后,胸腔内压力降低,心脏被动扩大,形成负压,静脉血回流至心脏,使心脏恢复充盈。

2. **心泵原理** 心脏直接受到挤压也会产生排血,放松时,心脏回弹舒张,使静脉血回流。但是此时心脏自身的舒张收缩幅度有限,特别是长时间复苏时胸泵机制占主导作用。

3. **共同作用** 多数学者认为,在复苏早期,胸外按压能维持血液循环是以上两种机制共同作用的结果(图2-2-1)。有效的胸外按压可使心脏排血量达到正常心跳时的30%,可满足人体最低的血液循环的需要。

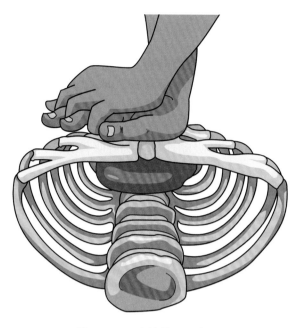

图 2-2-1 胸外按压示意图

(二)人工呼吸的原理

1. **压力差** 运用肺内压与大气压之间压力差,使患者通过被动式呼吸,获得氧气,排出二氧化碳,维持生命所需的气体交换。

2. **保证氧供** 空气中氧气含量约为21%,人体呼出的气体中氧气含量为16%~18%(图2-2-2),施救者平静呼出的气体进入患者体内,可以保证患者重要脏器的最低氧气需求。

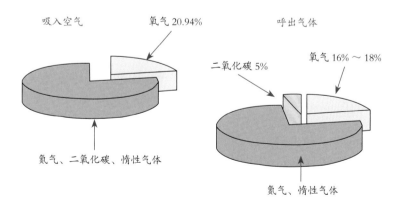

吸入空气　氧气20.94%　呼出气体

二氧化碳 5%　氧气 16%~18%

氮气、二氧化碳、惰性气体

氮气、惰性气体

图 2-2-2 呼吸时氧气含量示意图

二、评估技术

1. 评估意识 轻拍患者双肩,大声呼唤,如无反应则考虑意识丧失(参见前文图1-3-1)。

2. 评估呼吸 观察患者胸腹部有无起伏,有无口鼻的呼吸动作(参见前文图1-3-2),用时5~10秒,如未见到起伏或呼吸动作则视为呼吸停止。部分患者表现为呼吸频率缓慢且不规则,呼吸时张嘴并伴有下颌或头颈部移动,为濒死叹息样呼吸。此种呼吸为无效呼吸,也需要心肺复苏,但评估时有一定难度。

3. 评估脉搏 用2~3根手指触摸患者一侧颈动脉搏动,用时5~10秒(参见前文图1-3-3)。如第一响应人为医务人员,在评估呼吸时应同时评估颈动脉搏动(适用于成人、儿童)。

> 注意:如施救者为公众,则不需要进行此项脉搏检查!

4. 心搏骤停的评估 非医务人员评估患者时只需要满足两个条件,即患者意识丧失和呼吸停止(或仅有濒死叹息样呼吸)。医务人员在评估患者时,应检查患者是否有意识丧失、呼吸停止(或仅有濒死叹息样呼吸)和大动脉搏动消失的表现。

三、操作技术

(一)体位

1. 患者体位 实施心肺复苏时,使患者仰卧在坚实的平面上。如果患者躺在软床或沙发上,应迅速将其移至地面或在背部垫上硬板。

2. 施救者体位 施救者可站立或跪在患者的一侧,如果现场环境有限,可采取变通的方法,以操作方便为宜。

(二)分类

1. 年龄 依据年龄分为成人、儿童、婴儿三种人群,不同年龄人群的心肺复苏有其各自特点。

2. 成人心肺复苏 是指青春期以上人群。本教材主要讲授成人心肺复苏技术。

3. 儿童心肺复苏 是指1岁至青春期的儿童。

4.婴儿心肺复苏 是指28天至1岁以内的婴儿。

(三)胸外按压

1.部位 胸骨下半部(即胸骨中1/3与下1/3交界处;标准体型患者为两乳头连线与身体正中线的交点;老年女性双乳下垂,需适当调整)。

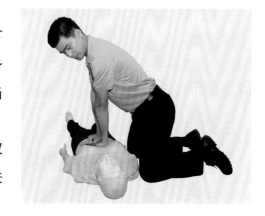

图 2-2-3 成人胸外按压(侧位)

2.方法 为成人患者胸外按压时,施救者双手掌根重叠,贴腕翘指,双上肢夹紧伸直,以髋关节为轴,垂直向下按压(图2-2-3)。

3.技术要点

(1)按压频率:每分钟100～120次。

(2)按压深度:成人5～6厘米。(注:至少5厘米,有反馈装置时不超过6厘米。)

(3)完全回弹:确保每次按压后胸部完全回弹,上抬时掌根与患者胸部保持接触但不要倚靠在患者胸壁上(图2-2-4)。

(4)减少中断:按压中断时间应控制在10秒之内,尽量减少按压中断。

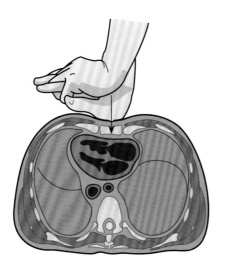
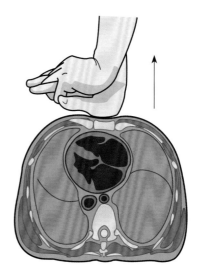

图 2-2-4 胸外按压回弹示意图

(四)开放气道

1.方法 采用仰头提颏法开放患者气道,施救者一手压患者前额,另一手中指、示指置于患者下颌的骨性部位,向上抬起,使头部后仰(图2-2-5),但要避免压迫颈部软组织。

如怀疑有颈椎损伤风险,谨慎使用这种打开气道的方法,可采用创伤推颌法(图2-2-6)。

2.注意事项 呕吐物、痰液、血液、义齿等异物可能造成气道阻塞。在开放气道的同时,如有可见的异物应及时清除,保持气道通畅。

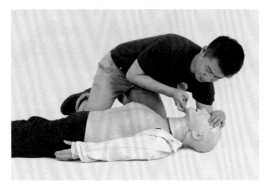
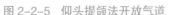
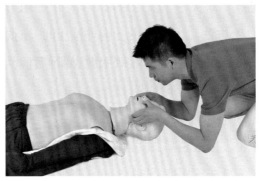

图2-2-5 仰头提颌法开放气道　　　　　图2-2-6 创伤推颌法开放气道

(五)人工呼吸

1.方式 人工呼吸的常用方式有口对口、口对口鼻、口对简易面罩等。实施人工呼吸时施救者应使用防护隔离装置。

2.建议 如施救者不愿或不能进行口对口人工呼吸,可给予单纯胸外按压。为了提高现场心肺复苏的成功率,应鼓励施救者在实施心肺复苏时给予人工呼吸。尤其是救助儿童、婴儿时,他们发生的心搏骤停更多是呼吸系统疾病所致,给予人工呼吸显得尤为重要。

3.方法

(1)口对口人工呼吸(图2-2-7):施救者一手捏紧患者鼻部,用嘴将患者的嘴封住,使之不漏气,给予持续1秒的吹气,见到患者胸部起伏为通气成功的标志。通常连续实施人工呼吸2次,2次之间间隔1秒。

(2)口对口鼻人工呼吸:施救者用嘴将患者的口鼻封住,给予持续1秒的吹气,可见到患者胸部起伏为成功的标志。实施婴儿人工呼吸时使用此方法。

(3)口对简易面罩人工呼吸(图2-2-8):简易面罩通常有一个单向阀门,可阻止患者呼出的气体进入施救者的口内,具有很好的隔离效果,除此之外还可在面罩上口加上一个过滤器,防止交叉感染。面罩形状多一侧为尖头,放置时将该侧放置在患者鼻梁上,施救者通过面罩上口向患者口腔内吹气。吹气前务必确保气道开放和面罩与患者脸颊之间形成气密连接,这样通气效果较好。

4. **提示** 进行人工呼吸时,如第 1 次未见胸廓起伏,则应重新调整气道,再次实施人工呼吸,如仍未成功,应立即恢复胸外按压,确保按压中断时间小于 10 秒。

5. **胸外按压与人工呼吸比率** 胸外按压与人工呼吸比率为30∶2,即胸外按压30次、人工呼吸 2 次为 1 个循环,5 个循环约 2 分钟时间。

6. **隔离装置** 实施呼吸时,标准预防措施是使用隔离装置,例如便携面罩加过滤器、人工呼吸面膜等。

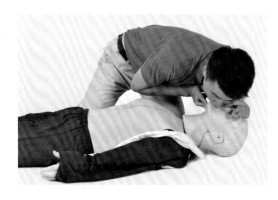

图 2-2-7 口对口人工呼吸

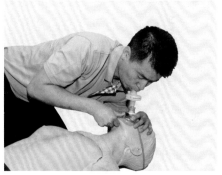

图 2-2-8 口对简易面罩人工呼吸

(六)高质量心肺复苏关键点(表 2-2-1)

表 2-2-1 高质量心肺复苏关键点

要点	具体内容
用力压	成人进行胸外按压深度至少 5 厘米, 不要超过 6 厘米
快快压	保持胸外按压频率每分钟 100 ~ 120 次
少中断	尽量减少胸外按压中断,中断按压时间小于 10 秒
要回弹	确保每次按压后胸部完全回弹,胸部回弹时施救者的手不要倚靠在患者胸壁上
免过度	人工呼吸时应避免过度通气,施救者实施人工呼吸时不要深吸气,应保持平静呼吸下给予吹气,避免过快过猛吹气,通气时间持续 1 秒,通气后可见到胸部起伏

续表

要点	具体内容
勤交换	为确保按压质量，心肺复苏进行 5 个循环（约 2 分钟）或在感到疲劳时提前交换按压职责，交换时间应小于 5 秒

四、成人心肺复苏流程

1. **适用人群** 青春期以上患者。青春期时第二性征出现，男性喉结发育及腋毛出现，女性乳房发育。如果不能确定是成人还是儿童，请将其视为成人患者提供救治。

2. **成人心肺复苏流程**（表 2-2-2）

表 2-2-2 成人心肺复苏流程——单人心肺复苏操作步骤

步骤	操作
1- 评	评估环境，确保安全（图 2-2-9A）。如有条件，穿戴个人防护装备
2- 查	通过轻拍双肩，大声呼唤，来确认患者是否有意识（图 2-2-9B），如无任何反应则进入第 3 步
3- 呼	呼喊求助，让前来帮忙的人拨打急救电话 120，拿急救器材（图 2-2-9C）。如果是独自一人，手机开启免提模式拨打 120
4- 救	（1）完成呼吸检查：用 5～10 秒观察患者胸腹部有无起伏（图 2-2-9D），如无呼吸或仅有濒死叹息样呼吸，立即行心肺复苏 （2）将患者放置于坚实的平面上，取平卧位 （3）胸外按压（图 2-2-9E） 　①双掌根重叠，贴腕翘指，放置于胸骨下半部 　②按压 30 次，以每分钟 100～120 次的频率垂直按压，深度至少 5 厘米，不超过 6 厘米，确保每次按压后胸廓完全回弹，尽量减少按压中断时间 （4）人工呼吸 　①仰头提颌法开放气道（图 2-2-9F） 　②采用口对口（图 2-2-9G）或口对面罩人工呼吸 2 次，每次吹气持续 1 秒 　③确保每次吹气时有可见的胸部隆起 （5）胸外按压 30 次，人工呼吸 2 次，交替进行 （6）尽早应用 AED 　①如可以获取 AED，应尽早应用 　②开机后按语音提示操作（参见本章第三节中"AED 的操作步骤"） 　③确保"分析心律"和准备放电时无人接触患者 　④放电后，立即开始胸外按压

2

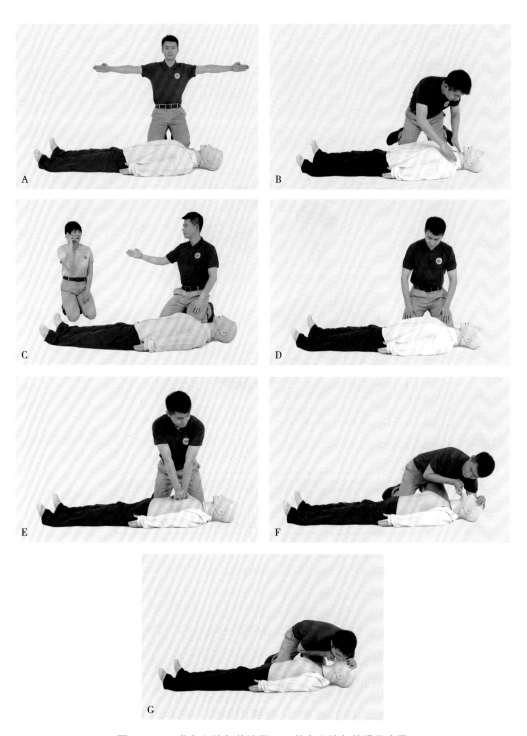

图 2-2-9 成人心肺复苏流程——单人心肺复苏操作步骤

A. 确保现场环境安全; B. 评估意识反应; C. 启动应急反应系统; D. 评估呼吸;
E. 胸外按压; F. 开放气道; G. 人工呼吸。

提示:1.如有旁人在场,每2分钟(疲劳时可更早)交换一次胸外按压职责,以确保胸外按压质量。直到专业人员到场接替或患者有反应。

2.尽快使用 AED(图 2-2-10)。操作程序见本章第三节"自动体外除颤器"。

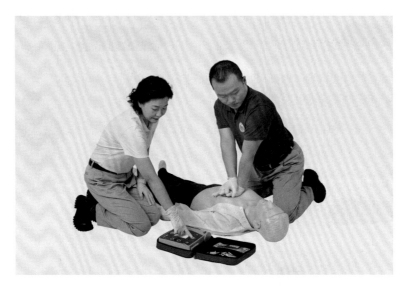

图 2-2-10　AED 到达后立即开机,根据语音提示操作

第三节　自动体外除颤器

一、概念及原理

1. **心室颤动**　简称室颤,为心室肌快而微弱的收缩或不协调的快速乱颤,其结果是心脏不能泵出血液,心音和脉搏消失,是心搏骤停的一种表现。此时心、脑等重要器官和周围组织血液灌注停止,如不及时纠正,患者很快会死亡。由于衰老和慢性病衰竭期导致的室颤称为继发性室颤,是临终前的表现,一般难以逆转。而在机体并没有衰竭时突然发生的室颤称为原发性室颤,及时抢救可以终止,患者有长期存活的可能。据相关统计,大约80%非创伤性心搏骤停患者最初的心律表现为室颤。如果能够通过早期急救及时终止室

颤状态,就能改变死亡进程,挽救生命。室颤的临床表现包括意识丧失、呼吸停止、大动脉搏动消失。室颤发生早期,患者除了突然意识丧失外,还可有濒死叹息样呼吸、四肢短暂抽搐,此时应尽早鉴别,及时抢救。

2. 电击除颤　是以一定量的电流电击心脏使室颤终止的方法。这种电击治疗,可以消除室颤这种致命的恶性心律失常,恢复心脏正常的泵血功能。有研究表明,从倒地至除颤每延迟 1 分钟,患者生存的概率降低 7% ～ 10%,及时发现并在心肺复苏基础上尽快电击除颤可挽救很多生命。另外,有些患者的心律表现为没有大动脉搏动的室性心动过速,即无脉性室性心动过速,抢救方法与室颤相同。

3. 自动体外除颤器(automated external defibrillator,AED)　AED 是一种具备电击除颤功能的便携式医疗器械。与医务人员使用的专业除颤器不同的是,AED 易于操作,稍加培训即能熟练使用,是专为公众设计的现场急救设备。

AED 内置有电脑分析系统,可自动识别患者的心律是否存在室颤状态并可自动充电。通过语音或视频提示,可指导非医疗专业人员在现场完成救命的电击除颤行为。在紧急情况下,尽早使用 AED 对心搏骤停的患者进行电击除颤,对挽救生命将起到至关重要的作用。

心脏摆脱室颤的干扰后,需要依靠心肌的自律性、传导性和收缩性来恢复搏动。临床研究显示,心跳即使恢复,也非常微弱。所以电击后,施救者还应该继续胸外按压和人工呼吸抢救 2 分钟,再判断电击是否有效。

4. 电击与心肺复苏的配合　电击后立即开始心肺复苏的胸外按压有助于心跳恢复。AED 在放电后有语音提示施救者进行心肺复苏操作。数据显示,识别心搏骤停后立即开始实施心肺复苏,可提高室颤除颤成功率。如果 AED 不建议电击,应遵从语音提示施行心肺复苏或检查患者生命体征。

二、操作技术

1. 使用原则　在公共场合遇到突然倒地的患者,应首先评估环境,保障安全,然后检查患者生命体征。当评估患者没有反应时要尽快拨打急救电话 120 并取来附近的 AED 和急救包。当发现患者没有呼吸或仅有濒死叹息样呼吸时,要立即进行心肺复苏。AED 到达后,施救者应立即打开 AED,按照其提示进行操作。每种 AED 都有相应的操作提示,包括语音、图示、视频等。

2. AED 的操作步骤（表 2-3-1）

表 2-3-1　AED 的操作步骤

步骤	操作
1- 开机	按下开关键（图 2-3-1A），有些 AED 打开盖子时会自动开启电源，可按其发出的语音提示操作
2- 连接	根据提示，解除患者上身的衣物，撕去自粘式电极片贴膜，将一个电极片贴在其右锁骨正下方，另一个电极片贴在其左乳头的外下方，电极片上缘距腋下 7～8 厘米（图 2-3-1B）。电极片应紧贴患者胸部皮肤，不能留有空隙。有些 AED 还需要将电极片插头与机器连接（图 2-3-1C）
3- 分析	贴好电极片后，AED 会提示开始自动分析患者心律，此时施救者应确保没有任何人与患者接触（图 2-3-1D）
4- 放电	（1）当 AED 分析结果提示需要电击：AED 会自动充电。当看到放电键闪烁、蜂鸣音提示时，施救者应再次确认自己、同伴及周围人员没有和患者接触，然后迅速按下放电键实施电击（图 2-3-1E）。放电后不要马上评估患者，应立即恢复心肺复苏（图 2-3-1F）。 （2）当 AED 分析结果不提示电击：施救者应继续心肺复苏

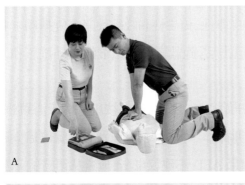

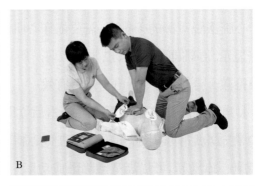

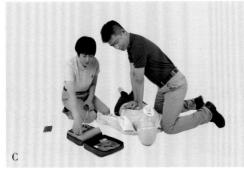

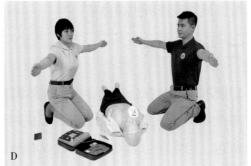

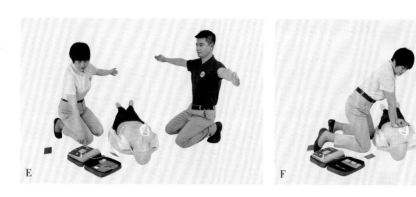

图 2-3-1　AED 操作步骤

A. 开机；B. 贴电极片；C. 插上插头；D. 分析心律；E. 放电；F. 心肺复苏，可交换按压。

注意：AED 在 2 分钟后会再次分析心律，需要电击时，AED 会自动充电，请确保人员无接触再实施电击；不需要电击时，应继续心肺复苏，直到患者恢复自主循环或达到停止心肺复苏条件。

三、注意事项

1. **确保环境安全**　评估环境时注意观察潜在危险。不要在氧气、天然气等易燃易爆气体聚集处或在水中使用 AED。施救者必须确保旁观者远离患者，尤其是焦急的亲属。在 AED 自动分析和按下放电键实施电击前，施救者必须大声警告旁人离开患者，并查看四周确保没有任何人与患者身体接触。

2. **正确使用电极片**　电极片应紧贴在患者胸部正确位置（图 2-3-2），应确保胸部皮肤清洁干燥，电极片与皮肤有良好的接触。如有必要可去除其过长的胸毛，擦干皮肤上的汗或水，使电极片紧贴皮肤。

3. **避免影响 AED 分析心律的因素**　AED 分析心律时应尽可能稳定患者身体，摇晃、颠簸会对 AED 的自动分析造成干扰。

4. **去除阻碍电击的物品**　施救者必须小心观察患者是否植入起搏器、体内除颤器。若贴片区域有植入性起搏器，则调整贴片位置，不要将其置于起搏器上方皮肤，避免影响电击效果。若贴片区域有膏药或药物贴片，应迅速移除。

5. **尽量减少胸外按压的中断**　虽然在分析心律、实施电击时，要避免接触患者，但是操作过程中应尽量减少胸外按压的中断时间。

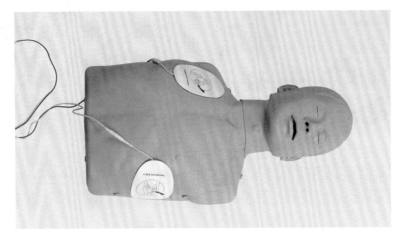

图 2-3-2 电极片正确位置

6. **按照 AED 提示操作** AED 在自动分析之后,可能出现以下几种情况,对此应分别处理。

(1) AED 提示电击,此时应按照提示进行操作。

(2) AED 不提示电击,但患者仍无意识、无呼吸,此时需要继续心肺复苏。

(3) 患者意识及呼吸、心跳恢复,可停止心肺复苏。

(4) 患者意识没有恢复,但呼吸恢复,此时多有肢体活动,亦可停止复苏,密切观察,不用去除电极片。

(5) 抢救过程中,如不能确认患者恢复自主循环或自主呼吸,都应继续心肺复苏直到急救医生赶到。

AED 每 2 分钟就会对患者心律进行自动分析,此时需暂停心肺复苏操作。施救者可同时观察患者的意识和呼吸情况。如果患者未出现恢复生命体征的迹象,心肺复苏需要持续进行。注意不要关闭 AED 或去除电极片,直至急救医生赶到现场。

四、特殊情况下的使用

1. **特殊环境** 患者处在雪地和小水坑的环境中可正常使用 AED。但是,粘贴电极片位置的皮肤必须是清洁干净的。

2. **特殊人群** 儿童多因呼吸系统疾病或休克引起心搏骤停,其原发性室颤相对于成年人较少。儿童心搏骤停应首选具有儿童模式的 AED。儿童模式包括儿童型号的电极片，自动将电击能量降低到适宜的儿童水平等。

儿童模式适用于小于 8 岁、体重小于 25 公斤的儿童。但是如果没有儿童电极片，成人电极片也可用于 1～8 岁的儿童。8 岁以下的儿童粘贴电极片的位置与成人相同，特殊情况下也可以贴在心前区和后背对应的位置。

3. **体温过低者** 核心温度小于 30 摄氏度的心搏骤停患者，电击很少有反应，但是可以尝试电击一次，如不成功则放弃电击，应实施复温和心肺复苏，并尽快送医诊治。

4. **创伤性心搏骤停** 指因严重创伤导致的心搏骤停，多因失血过多、重要脏器损伤导致。确定性的救命手术是最重要的治疗手段。如有 AED 在场，仍需使用 AED 进行分析和评估。

章末思考题

1. 公众评估患者需要满足什么条件才可以实施心肺复苏？
2. 高质量心肺复苏的关键要点有哪些？
3. 自动体外除颤器操作步骤是什么？
4. 什么条件下可以终止心肺复苏？

第三章

日常急症

掌握：

1. 心血管急症的处置：心血管急症的急救原则和方法。

2. 成人气道异物梗阻的解救方法。腹部冲击法的步骤及技术要点。

熟悉：

1. 心血管急症的特点：典型或不典型症状与体征。

2. 成人气道异物梗阻的识别。

3. 婴儿气道异物梗阻的解救方法。

了解：

婴儿气道异物梗阻的识别。

第一节 心血管急症

一、概述

心血管疾病死亡占我国城乡居民总死亡原因的首位,每年死于心血管疾病的人数多于任何其他原因。常见的心血管急症多指冠心病、急性心力衰竭、致命性心律失常等,发病急骤,进展迅速,故公众应提高识别早期症状的能力并掌握早期救助技能,避免错过最佳抢救时机,提高抢救成功率。

1. **冠心病** 是指供应心脏血液的冠状动脉发生粥样硬化、栓塞、痉挛、先天性畸形等,使管腔狭窄或阻塞,导致心肌缺血、缺氧而引起的心脏病。冠心病的表现形式包括心绞痛、心肌梗死、心律失常、心脏性猝死等。

2. **急性心力衰竭** 是指在原发性心脏病或非心脏病基础上的急性血流动力学异常,是以突发呼吸困难、胸闷憋气为表现的临床综合征。

3. **心律失常** 是指心脏起搏和传导功能紊乱而发生的心脏节律、频率或激动顺序异常,主要表现为心动过速、心动过缓、心律不齐或心搏骤停。在短时间内迅速恶化而危及生命的心律失常,称为致命性心律失常。

二、发病机制

1. **冠心病** 供应心脏血液的冠状动脉分为左、右两支,当有动脉粥样硬化累及时发生血管狭窄或闭塞,导致血流减少或中断,引起缺血(图 3-1-1)。心肌供氧和需氧之间的失衡导致心肌缺氧。大多数稳定型心绞痛是由于运动、情绪激动等造成心肌需氧量短暂增加而发病,称为"需氧增加性心肌缺血"。大多数心肌梗死和不稳定型心绞痛是由于血管痉挛或狭窄,使心肌供氧明显减少,称为"供氧减少性心肌缺血"。

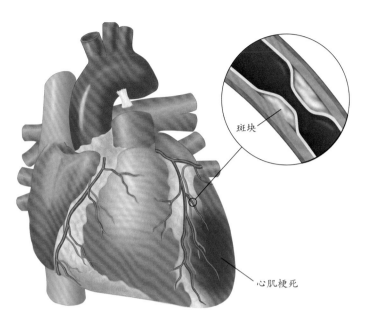

图 3-1-1 冠心病发病示意图

2.**急性心力衰竭**　心源性急性心力衰竭（简称急性心衰）是由于急性心肌损害，心输出量减少，导致肺静脉压增高和肺淤血而引起，表现为急性肺水肿。非心源性急性心衰是高心排血量状态、急性肺静脉压显著增高所致，也表现为急性肺水肿。

3.**心律失常**　心脏跳动有固有的节律，当节律出现紊乱时，称为心律失常。心脏的节律由自律性传导组织控制。其中，窦房结是最高节律点，正常的窦性心律频率为每分钟60～100次。当心脏自律性发生异常时可引起心动过速、心动过缓或心脏停搏。某些致病因素（如缺血、炎症）使心肌形成异位节律点，导致传导途径异常或传导延迟、折返激动等，造成心房颤动、传导阻滞等心律失常。

三、评估

由于冠心病是心血管急症的常见病，以下重点介绍冠心病评估。

（一）高危人群

1.**人群特点**　冠心病多发生于40岁以上人群，男性多于女性，女性常在绝经期后发病率升高。发病率有很大的地域差异，近些年发病有年轻化趋势。

2.**危险因素**　高血压、高血脂、糖尿病、吸烟等。

3.**常见诱因**　劳累、寒冷、情绪波动等。

（二）症状特点

1.心绞痛 为冠心病最常见的症状,表现为胸痛、胸闷,以及其他部位疼痛（表3-1-1）。

表3-1-1 心绞痛的症状特点

项目	症状
胸部不适与胸痛	胸痛常为压迫、发闷和有紧缩感,也可有烧灼感,偶伴濒死的恐惧感,多在3～5分钟逐渐缓解
其他部位的疼痛与不适	胸痛常放射至左肩、左臂内侧、背部,可出现颈部、咽、牙、下颌、腹部等疼痛及不适
缓解方式	（1）休息,停止活动 （2）舌下含服硝酸甘油。如果患者自己携带硝酸甘油,并曾经服用过,可以协助其舌下含服硝酸甘油1片（如有效缓解可协助诊断）

2.不稳定型心绞痛 心绞痛出现的频率增加、诱因改变、疼痛时间延长、用药效果不佳,都预示着病情处于不稳定的进展期,需要格外重视。

3.急性心肌梗死 不稳定型心绞痛病情恶化,可发展为急性心肌梗死。有的患者之前病情隐匿,在特定诱因下,可以急性心肌梗死为首发表现。患者可在劳累后、安静时突然起病,表现为持续胸前区压榨样闷痛。可同时伴有眩晕、无力、晕厥、气促、口唇发绀、面色灰白等表现。最严重的情况是发病早期易发生心搏骤停。要特别注意的是,有些老年人、糖尿病患者症状表现不典型,患者可没有疼痛的主观感觉,忽视则易导致意外发生。

4.急性心力衰竭 发病急剧,突然出现端坐呼吸、严重呼吸困难、呼吸频率可达每分钟30次以上,烦躁不安,口唇、颜面青紫,伴有大汗,皮肤湿冷,心率增快,不能平卧等症状。患者可有冠心病、心肌炎、心律失常等心脏病病史。

5.心律失常 发作时患者感觉心悸,检查发现心率过快、过慢或节律不齐,部分患者表现为黑矇或晕厥,严重时可诱发或加重心力衰竭。

四、处置

（一）心绞痛的急救措施

1.休息 发作时立刻停止任何活动,消除紧张情绪。

2.空气流通 人群密集地方应确保空气流通。

3. 吸氧 如患者有明显缺氧症状如憋气、呼吸快、口唇可见发绀,可给予吸氧。没有缺氧症状的患者不需要常规吸氧。

4. 服药 舌下含服硝酸甘油应遵医嘱。第一响应人可协助为既往有心脏病病史并含服过此药的患者服用此药。常用方法为每次 1 片,如症状不缓解,在 3～5 分钟后可以重复应用 1 次,最多服用 3 片。

5. 及时就医 识别心绞痛发病症状,尤其是初次发病,及早就医。

（二）不稳定型心绞痛、怀疑急性心肌梗死的急救措施（表 3-1-2）

表 3-1-2　不稳定型心绞痛、怀疑急性心肌梗死的现场急救步骤与措施

步骤	措施
1-评	评估环境,确保安全。如有条件,穿戴个人防护装备
2-查	检查患者意识和呼吸,如有意识可询问其主要有哪些不适,要特别留意胸闷、胸痛等症状
3-呼	呼喊求助,拨打急救电话 120,取来急救器材
4-救	（1）嘱患者立刻停止一切活动,采取舒适体位,保持情绪稳定 （2）仔细询问患者的发病经过,记录症状发生的时间和特征,询问既往病史,评估本次发病可能的原因 （3）对于意识清楚的患者,可协助服用备用的药物 　①根据医嘱,可协助患者舌下含服硝酸甘油 1 片,3～5 分钟后可以重复 1 次,最多给予 3 片。在服药期间患者宜采取半卧位或平卧位 　②根据医嘱,可协助患者嚼服阿司匹林 300mg,服用前需要除外过敏史或近期有严重出血的病史 （4）如出现明显缺氧症状,可为患者吸氧 （5）如胸部疼痛和不适持续不缓解,或者反复发作,病情恶化,可能发展为心肌梗死,在等待救护车过程中,密切观察患者的意识、呼吸 （6）如果患者突然失去反应,经过评估无呼吸,应立即开始心肺复苏,请人快速取来附近的 AED,并开机使用,持续实施心肺复苏,直到医务人员赶到 （7）复苏后尽快送医院,根据患者病情实施溶栓、介入、冠脉搭桥等确定性治疗

（三）急性心力衰竭（表 3-1-3）

表 3-1-3　急性心力衰竭的现场急救步骤与措施

步骤	措施
1-评	评估环境,确保安全。如有条件,穿戴个人防护装备

步骤	措施
2-查	检查患者意识和呼吸，评估主要症状，特别要留意胸闷、憋气等症状
3-呼	呼喊求助，拨打急救电话120，取来急救器材
4-救	（1）适宜体位、安静休息：保持绝对安静，禁止一切活动；患者宜采取坐位、半卧位，双腿可以下垂 （2）仔细询问患者的发病经过，记录症状发生的时间和特征，询问既往病史，评估本次发病可能的原因 （3）检查血压：伴有低血压（小于90/60 mmHg）的患者应采取平卧位。如血压大于180/120mmHg，可协助意识清楚的患者口服一次以往服用的降压药。如患者以前服用过硝酸甘油，可协助其舌下含服1片。如急救车能很快到达现场，则不要轻易给予降压药 （4）有条件时早期为患者吸氧 （5）每5分钟检查一次意识、呼吸、脉搏 （6）及时在120急救人员护送下去医院就诊

注：mmHg，毫米汞柱。

（四）急性心律失常（表3-1-4）

表3-1-4 急性心律失常现场急救步骤与措施

步骤	措施
1-评	评估环境，确保安全。如有条件，穿戴个人防护装备
2-查	检查意识和呼吸，评估主要症状
3-呼	呼喊求助，拨打急救电话120，取来急救器材
4-救	（1）适宜体位、安静休息：患者宜采取坐位、半卧位，伴有低血压（小于90/60 mmHg）的患者应采取平卧位 （2）查找病因：仔细询问患者的发病经过，记录症状发生的时间和特征，询问既往病史，评估本次发病可能的原因 （3）关注心率：心率每分钟>150次或<50次，提示心律失常，需密切观察，不可贸然处理 （4）如出现明显缺氧症状，可为患者吸氧 （5）及时去医院专科就诊

（五）重要提示

1.密切关注 心肌梗死患者在发病的早期易出现严重心律失常，导致心搏骤停。因此,不离患者身边,及时发现,实施救命措施,随时准备心肺复苏和使用 AED。

2. **争取医疗救助** 如怀疑急性心肌梗死等心血管急症,应尽早拨打急救电话 120,患者应乘坐救护车去医院诊治,急性心肌梗死患者应争取在发病 120 分钟内开通闭塞的血管。

3. **谨慎给药** 发病时如患者心率每分钟大于 100 次或小于 50 次,或血压低于 90/60 毫米汞柱时,禁用硝酸甘油。近期有出血倾向、手术史,或者有严重消化性溃疡者,禁用阿司匹林。

第二节　气道异物梗阻

一、概述

1. **概念** 气道异物梗阻是指食物或其他物品卡在咽喉部位或气管内(图 3-2-1),使空气无法进入肺部。完全性梗阻导致窒息,是非常紧急的情况,如不及时解除,数分钟内即可导致死亡。

2. **好发人群**

(1)婴幼儿:1 ～ 3 岁婴幼儿发病率高,因其喉部组织发育不完善,进食时容易造成气道异物梗阻,玩具零件等被婴幼儿放入口腔内意外落入气道,均可导致窒息。

(2)老年人:因喉部组织结构退化,平素已有吞咽困难的情况,在进食硬、滑、大块食物时易发生气道异物梗阻。义齿脱落也有此风险。

(3)过量饮酒者:酒后意识不清者造成气道异物窒息的风险较大。

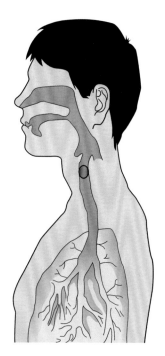

图 3-2-1　气道异物梗阻示意图

二、发病机制

1. **通气障碍** 气道异物梗阻造成通气障碍,使呼吸运动停止,导致缺氧。

2. **缺氧** 大脑、心脏等重要脏器缺氧,可导致心搏骤停,诱发猝死。

三、评估

1. 成人气道异物梗阻的识别(表3-2-1)

表 3-2-1 成人气道异物梗阻的识别

识别点	不完全性气道异物梗阻	完全性气道异物梗阻
是否有咳嗽和语言能力,呼吸是否正常	刺激性呛咳,可以说话或发出声音,可有微弱呼吸	不能咳嗽,无法呼吸、说话或发出声音
面部表现	面色可有变化	面色发红,继而青紫
是否能自行缓解	可能自行解除或有时间寻求医疗帮助	有窒息征象:双手抓住颈部(图3-2-2),很快呼吸停止,继而全身瘫软,晕倒在地

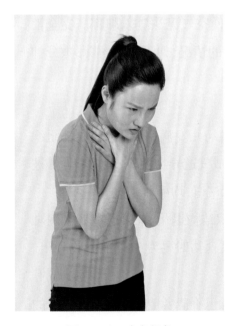

图 3-2-2 窒息征象

2. 婴儿气道异物梗阻的识别（表 3-2-2）

表 3-2-2　婴儿气道异物梗阻的识别

识别点	不完全性气道异物梗阻	完全性气道异物梗阻
是否有咳嗽，能否发声	进食后发生呛咳，存在微弱呼吸，能发出声音但费力	进食后，眼球上翻、凝视；在玩耍中突然晕倒，不能发声、哭泣
面色	面色发红	面色发红，很快青紫
呼吸是否异常	婴儿出现异样表情，呼吸费力或正常	呼之不应，不能呼吸

四、处置

（一）成人气道异物梗阻的处理

1. 有意识的成人完全性气道异物梗阻处理（表 3-2-3）

表 3-2-3　有意识的成人完全性气道异物梗阻急救步骤

步骤	措施
1- 评	评估环境，确保安全。如有条件，穿戴个人防护装备
2- 查	检查患者意识和呼吸。如患者出现表情惊恐、颜面青紫、V 字形手势，立即询问"你的气道被卡住不能呼吸吗？"以确认是否发生完全性气道异物梗阻
3- 呼	呼喊求助，拨打急救电话 120，取来急救器材
4- 救	患者有意识反应，尽快应用腹部冲击法施救： （1）稳定地站或跪在患者身后（具体取决于施救者与患者的身高），双臂环抱患者腹部。嘱患者身体前倾，张口 （2）一只手握拳，将拳头拇指侧的拳眼放在患者肚脐上方，远离胸骨最下端。另一只手抓住握住的拳头，快速冲击上腹部数次（图 3-2-3） （3）重复冲击，直至将异物清除，患者能呼吸、讲话或转为意识不清（图 3-2-4） （4）在施救中，患者全身瘫软，失去反应，立即开始实施无意识患者的急救措施，见表 3-2-4

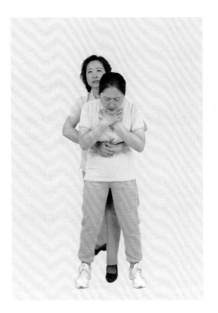
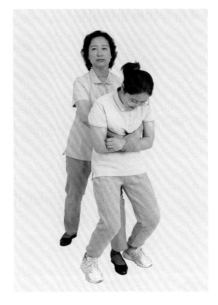

图 3-2-3　成人腹部冲击法　　　图 3-2-4　患者失去意识反应时

2.无意识的成人气道异物梗阻处理（表 3-2-4）

表 3-2-4　无意识的成人气道异物梗阻急救步骤

步骤	措施
1- 评	评估环境，确保安全。如有条件，穿戴个人防护装备
2- 查	患者发生完全性气道异物梗阻，经过腹部冲击法施救无效时，可能全身瘫软倒地，此时应立即检查患者意识，如无反应，将患者放置于平卧位
3- 呼	呼喊求助，拨打急救电话 120，取拿急救器材。如已经完成，进入下一步
4- 救	（1）实施心肺复苏，从胸外按压开始（图 3-2-5）。按压 30 次，然后检查口腔内有无可见到的异物，有则小心取出 （2）开放气道，人工呼吸 2 次，然后重复进行胸外按压 30 次 （3）每次人工呼吸前，均需要检查口腔内有无可见到的异物，有则小心取出 （4）持续心肺复苏，直至患者有反应或交给到场的专业急救人员

（二）婴儿气道异物梗阻的处置

1.有意识反应的婴儿气道异物梗阻的急救措施　当婴儿发生气道异物梗阻后，此时没有哭泣和咳嗽，面部发紫，立即开始解救。如果患儿尚有意识反应，先用拍背压胸法施救。

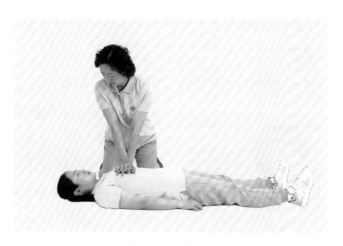

图 3-2-5　给予无意识患者持续心肺复苏

（1）拍背（图 3-2-6A）：将婴儿面朝下，俯伏在施救者的前臂上，用一只手托住其头部，不要遮盖口鼻，用前臂托住婴儿胸部，稳定地放在自己同侧的大腿上，婴儿的头部应低于身体。另一只手的掌根在婴儿背部、两侧肩胛骨之间向前向下叩击5次。

（2）压胸（图 3-2-6B）：如未能排出气道异物，反转婴儿，将婴儿面朝上，以拍背的手支持住其头枕部和背部，用另一只手的两根手指放在婴儿胸部进行5次快速用力的按压。按压的位置在婴儿两乳头连线的中点，按压频率约每秒1次。

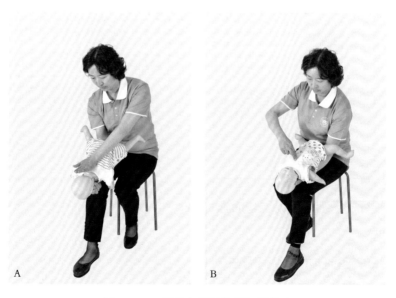

图 3-2-6　婴儿气道异物梗阻解救法

A.拍背法；B.压胸法。

（3）重复拍背及压胸：直到婴儿失去意识反应（此时处理见下文"2. 无意识反应的婴儿气道异物梗阻的急救措施"）。

（4）成功解救：婴儿面色转红，出现呼吸、咳嗽、哭泣等表现。

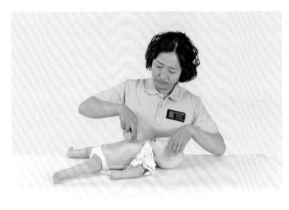

图 3-2-7　婴儿心肺复苏

2. 无意识反应的婴儿气道异物梗阻的急救措施　婴儿发生气道异物梗阻，在救治中突然全身瘫软，失去意识反应，应将其放置在坚实的平面上，开始心肺复苏（图3-2-7）。此时应快速启动应急反应系统，拨打急救电话120，如果现场独自一人，有手机时，在实施心肺复苏同时，将手机置于免提模式，与120调度员沟通。

（三）重要提示

1. 特殊人群　患者为孕妇或腹围较大人士时，须实行压胸法，将拳头（拇指侧）扁平面放在胸骨下半部向内冲击数次。

2. 鱼刺卡喉　气道异物梗阻如果为鱼刺卡喉，应避免盲目施救，切勿用喝醋、吞馒头等方法清除鱼刺，避免反复刺激导致刺入更深，加重伤害，应尽快到有耳鼻咽喉专科的医院就医。

─── 章末思考题 ───

1. 急性心肌梗死的识别和现场急救措施分别有哪些？

2. 腹部冲击法的施行技术要点有哪些？

3. 对气道异物梗阻且失去意识的成人患者应如何急救？

第四章

意外伤害

掌握：

1. 淹溺现场心肺复苏的方法。

2. 电击伤的现场评估、患者评估及处置。

3. 烧烫伤的紧急处理。

4. 狗咬伤的现场处置。

熟悉：

淹溺的早期识别及岸上救援的方法。

了解：

1. 淹溺的概念。

2. 电击伤损伤机制及低压、高压触电的常
   见表现。

3. 烧烫伤的识别。

第一节 淹溺

一、概述

据不完全统计,在我国每年大约有 57 000 人因淹溺而死亡,在青少年意外伤害致死的事故中,淹溺事故为头号杀手。淹溺多发生于在水深不可测、水距难判断的不安全水域进行"野泳"时。

(一)概念

淹溺又称溺水,是指人浸没于水或其他液体介质后出现窒息、缺氧、呼吸衰竭,严重者可因呼吸和 / 或心搏骤停而死亡。

(二)淹溺生存链

淹溺生存链是近年来在抢救淹溺患者诸方面达成的专家共识,由五环组成(图 4-1-1),分别为预防、识别、提供漂浮物、脱离水面、现场急救。

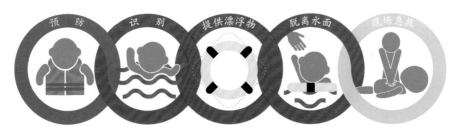

图 4-1-1 淹溺生存链

淹溺生存链的意义在于提高全社会预防淹溺的意识水平和行动力,及时识别淹溺,为挽救淹溺者的生命实施有效的急救措施,提高淹溺生存率。

二、损伤机制

1. **缺氧** 淹溺患者被水淹没之后,会出现缺氧和二氧化碳潴留,早期喉痉挛反射会暂时防止水进入肺内,最终反射会逐渐减弱,水被吸入肺内,造成严重气体交换障碍,引起严重缺氧。

2. **潜水反射** 人体溺水后数秒内,本能地屏气,引起潜水反射(呼吸暂停、心动过缓和外周血管剧烈收缩),保证心脏和大脑血液供应。继而,出现高碳酸血症和低氧血症,刺激呼吸中枢,进入非自发性吸气期。随着吸气,水进入呼吸道和肺泡,充塞气道导致严重缺氧、高碳酸血症和代谢性酸中毒。

3. **溺亡** 淹溺如长时间得不到救治,最终因呼吸、心跳停止而死亡。

三、评估

(一)迅速识别淹溺者

1. **有意识患者** 有意识的患者通常会在水中挣扎、呼救,这是患者意识到危险的求救表现,但淹溺并未真正发生,此时应迅速展开救援行动让患者脱离危险境遇。

2. **无意识患者** 此类患者表现为在水中静静漂浮,有的人仿佛是在水中站立,临近观察可见其双眼凝视,呼之无反应,此时淹溺已经发生。

(二)评估危重程度

1. **无意识、无呼吸** 将淹溺者救上岸后,迅速评估患者意识和呼吸,如无意识且无呼吸或仅有濒死叹息样呼吸应立即进行心肺复苏。

2. **无意识、有呼吸** 经过评估,患者意识不清,但是有自主呼吸,皮肤可出现发绀,四肢湿冷,在现场注意保暖、妥善处理、迅速送医。

3. **有意识、有呼吸** 患者常述头痛,视力障碍,口周有泡沫或污物,可伴有头颈部外伤等表现,此类患者需要到医院检查处理。

四、处置

(一)岸上救援

1. **确保安全** 第一响应人首先应避免自身发生淹溺,确保安全。如果没有接受过专业的水中救援训练,不要轻易下水救人,可在岸上救援(图4–1–2)。

2. **提供漂浮物** 此为淹溺生存链第三环。在专业救援人员来之前,在岸上向溺水者投递救生圈、竹竿、衣物、绳索等漂浮物。有条件时可自制漂浮物。帮助淹溺者脱离险境。

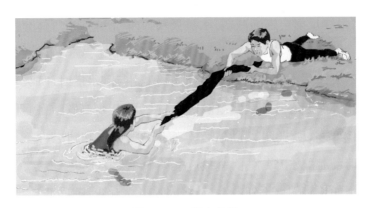

图 4-1-2　岸上救援

3. 启动急救系统　发现有人淹溺,第一响应人应尽快拨打急救电话 120。同时通知附近的专业水上救援人员。

4. 不推荐的救援方法　不推荐多人手拉手下水救援的方式,这种方式常因岸边湿滑、跌倒脱手导致多名施救者溺亡的发生。

（二）淹溺的岸上急救步骤与措施（表 4-1-1）

表 4-1-1　淹溺的岸上急救步骤与措施

步骤	措施
1- 评	评估环境,确保安全。没有经过专门救生训练的人不能轻易下水救人。如有条件,穿戴个人防护装备
2- 查	迅速评估患者意识反应
3- 呼	呼喊求助,找人拨打急救电话 120,拿急救器材
4- 救	判断呼吸（5 ～ 10 秒）： （1）患者无呼吸或仅有濒死叹息样呼吸,给予持续心肺复苏,先开放气道进行 2 ～ 5 次人工呼吸,再进行胸外按压 30 次,之后胸外按压和人工呼吸按 30：2 交替进行,尽快使用 AED,直至医务人员接替 （2）患者有自主呼吸,可将其置于复原卧位,除去湿衣物,给予保暖。每 5 分钟检查一次意识、呼吸和脉搏,协助专业急救人员,尽快送医院诊治

注:2022 年 11 月,国际心肺复苏专家共识提出,社会公众在给淹溺患者实施心肺复苏时,可以遵循先实施胸外按压、再实施人工呼吸的一般程序,便于公众进行培训和实践。

（三）重要提示

1. 不要控水　淹溺患者不要控水,控水无效且有害,以免延误实施心肺复苏的最佳时间。

2.**保持呼吸道通畅** 淹溺患者接受心肺复苏时,如果有大量呕吐物在呼吸道和口腔内,应立即清除,保持呼吸道通畅。如果仅有大量液体或泡沫涌出,无须清理,应尽快给予人工呼吸和胸外按压。

3.**海水淹溺与淡水淹溺** 这两种淹溺方式的现场急救程序是一样的。复苏成功后送到医院进一步检查,由医疗机构确定血液中的电解质情况并给予相关治疗措施。

4.**低体温** 即使是夏天,自然水域或游泳场淹溺都足以导致患者出现低体温。患者被救上岸后,应注意保暖、除去湿衣,给予清醒者热饮,及时送医院诊治。此类患者在48小时内可能发生肺水肿等并发症,注意识别和防范。

5.**做好预防** 户外水域应安装醒目标识或警示牌,对所有人群进行预防淹溺的安全教育,对儿童应早期进行游泳技能训练。应对家长、教师培训儿童心肺复苏技能(图4-1-3)。

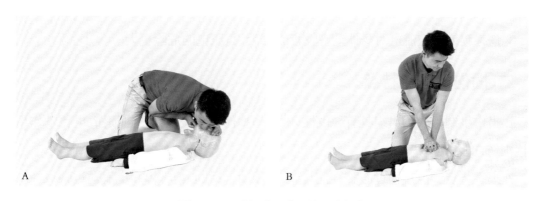

图 4-1-3 为溺水儿童实施心肺复苏

A.人工呼吸;B.胸外按压。

第二节 电击伤

一、概述

电击伤俗称触电,是由于一定量的电流或电能量通过人体引起组织损伤或功能障碍。

主要的损伤除了接触部位的局部损伤外,还表现为心血管系统和中枢神经系统的损伤,严重者可导致呼吸心跳停止。

（一）类型

1. 低压电电击伤 通常指生活用电（多为 110 ～ 220 伏）引起的损伤,常见于身体意外接触电源、违规操作、家用电器漏电等情况。

2. 高压电电击伤 通常指工业用电（>1 000 伏）或雷击造成的损伤,常见于违规攀爬高压电力设备、高压线垂挂或遭受雷击所致的伤害。

（二）损伤程度

1. 电击伤致死原因 通过心脏的电流过大、持续时间长,引起心室颤动等恶性心律失常,导致心搏骤停;电流损伤大脑的呼吸中枢引起呼吸骤停。

2. 取决条件 电击伤损伤程度与电流强度、电压高低、电流种类、触电部位的电阻及接触时间相关。

3. 危害程度 交流电对身体危害较直流电大,高压电的危险更大。

二、损伤机制和特点

1. 损伤机制 人体组织具有导电性,电击伤损伤机制被认为与热损伤、电化学作用和机械损伤有关。

2. 损害特点 电流通过心脏,可引起心室颤动,导致心搏骤停。电流通过脑、延髓、脊髓等重要组织、器官时可造成致命损伤。直接接触的身体组织如皮肤可由于电流的灼热造成电烧伤。

三、评估

1. 轻者 在电击后仅有瞬间感觉异常、痛性肌肉收缩,面色苍白,头晕、心悸等。

2. 重者 被击倒在地,出现昏迷、抽搐或发生心搏骤停。

3. 高、低压电电击伤 低压电电击能引起致命性心律失常（心室颤动）,但引起皮肤烧伤少见。高压、超高压电产生的电弧温度较高,引起灼伤,局部组织炭化。高压电电击伤引起呼吸停止,生存率极低,部分存活者因强大的电流损伤导致肢体毁损而截肢。

4. 局部损伤 常见于电流进出部位,大多是Ⅲ度烧伤,烧伤部位发白、发黑,伤及深层组织。

5. 其他外伤 遭受电击后可导致摔伤,发生骨折、内出血等。

四、处置

1. 电击伤的急救步骤与措施（表 4-2-1）

表 4-2-1 电击伤的急救步骤与措施

步骤	措施
1- 评	评估环境,迅速切断电源,确保安全。可使用绝缘体挑开裸露电源,穿戴个人防护装备
2- 查	检查患者意识反应,如无反应,立即进入下一步
3- 呼	呼喊求助,找人拨打急救电话120,拿急救器材
4- 救	（1）判断呼吸（5～10秒） ①患者无呼吸或仅有濒死叹息样呼吸,立即给予心肺复苏,胸外按压30次,人工呼吸2次,胸外按压和人工呼吸按30：2交替进行,尽快使用 AED,直到专业人员到达 ②患者有自主呼吸,可将其置于复原卧位,每5～15分钟检查一次意识、呼吸和脉搏（危重者5分钟1次,稳定者15分钟1次）,协助专业急救人员尽快送医院诊治 （2）检查伤势：有无电烧伤、摔伤等创伤,如有,对症处理。电烧伤参照烧烫伤的处理原则

2. 高压电电击伤 如高压电电缆断落造成电击伤,应立即通知电力主管部门,并拨打急救电话120,在电源被切断前,不要进入事发区域（图 4-2-1）或尝试移动电缆。救援时为防止跨步电压的伤害,应穿绝缘鞋,否则应在20米以外等候。

3. 重要提示 未切断电源时,不要冒险去接触患者。电压足够高的话,所有的物质都会导电。当患者位于高处或站立时,救护时应防止在脱离电源后跌落。夜晚发生电击伤害事故,应考虑切断电源后的临时照明,方便急救。

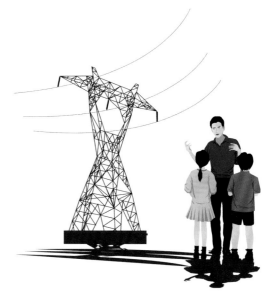

图 4-2-1 不要接近高压电线

第三节　烧烫伤

一、概述

1. **概念**　烧伤是指由热力、电流、化学物品、辐射等外因导致的组织损伤。烫伤是指由热的液体、蒸汽或炽热固体造成的伤害。

2. **皮肤解剖**　正常皮肤包括表皮、真皮、皮下组织和皮肤附属器（图4-3-1）。

3. **轻微损伤**　一般预后良好，多为生活性损伤事件。

4. **严重损伤**　可能遗留瘢痕、肢体残缺、功能障碍，重者还可能失去生命。

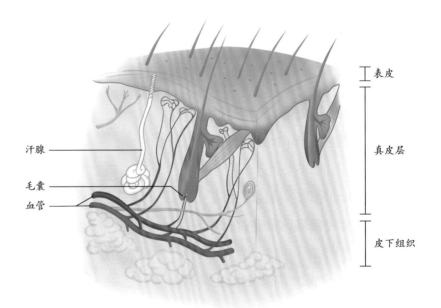

图4-3-1　皮肤解剖示意图

二、评估

(一)烧烫伤严重程度

1. **烧烫伤深度** 分为Ⅰ度、Ⅱ度、Ⅲ度(表4-3-1)。与热力的温度、接触时间成正比。与患者年龄、体质有关。

表4-3-1 烧烫伤深度

特点	Ⅰ度	Ⅱ度	Ⅲ度
范围	皮肤表皮层	皮肤真皮(中层)	皮肤、皮下组织、神经、肌肉、血管皮肤全层受损
症状	红、肿、疼痛	红、肿,出现水疱,剧痛	皮肤烧焦,呈苍白、焦痂或炭化,疼痛比Ⅱ度轻
预后	良好,无瘢痕和色素沉着	若处理及时、有效,预后好,否则可有瘢痕或色素沉着。个别情况需要植皮	皮肤留有瘢痕,面积较大的烧烫伤需要植皮

2. **烧烫伤面积** 计算方法有手掌法、九分法。

(1)手掌法(成人及儿童通用):患者一只手掌合拢后的大小约等于自身体表面积的1%(图4-3-2),用于计算小面积烧烫伤。

(2)九分法:用于计算较大面积的Ⅱ度以上的烧烫伤。把全身皮肤面积分成11个9%。例如头面部、一侧上肢相当于9%面积,一侧下肢相当于18%面积。

3. **烧烫伤程度**

(1)轻度烧烫伤:烧烫伤面积在9%以下的Ⅱ度、Ⅰ度烧烫伤。

(2)重度烧烫伤:烧烫伤面积≥10%,且为Ⅱ度以上烧烫伤;老年人或儿童的Ⅰ度至Ⅲ

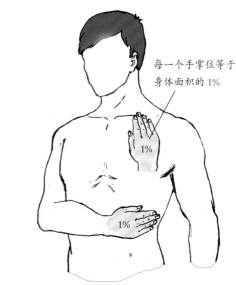

每一个手掌位等于身体面积的1%

1%

1%

以手掌位计算身体烧伤面积

图4-3-2 手掌法

度烧烫伤,烧烫伤面积>5%(相当于患者5个手掌大小的面积)。

(二)损伤特点

1. 热源温度及接触时间 对皮肤等组织的损伤影响很大。70摄氏度以上的液体或物体接触皮肤30秒以上,就可能造成皮肤损伤。

2. 皮肤表现 烧烫伤后,皮肤出现红、肿、水疱、疼痛,皮肤破损、发白、发黑等。

3. 呼吸道烧伤 火灾中患者眉毛、鼻毛烧焦,呼吸费力,应怀疑发生呼吸道烧伤。

三、处置

(一)烧烫伤的现场急救步骤与措施(表4-3-2)

表4-3-2 烧烫伤的现场急救步骤与措施

步骤	措施
1-评	评估环境,确认现场安全,尽快去除热源或致伤因素。穿戴个人防护装备
2-查	检查患者意识,如患者意识不清,立即进入下一步 如患者神志清楚,应第一时间用冷水冲洗,如无条件冲洗则可在冷水中浸泡(图4-3-3)或冷敷伤处,持续10～20分钟,直至疼痛感明显减轻,以减少热力造成的伤害
3-呼	呼喊求助,拨打急救电话120,取来附近的急救器材
4-救	(1)判断呼吸(5～10秒) ①患者无呼吸或仅有濒死叹息样呼吸,给予持续心肺复苏,直至医务人员接替 ②患者有呼吸但无意识,等待急救车到来期间,确保呼吸道通畅。可将其置于复原卧位 (2)检查、处理伤处:查看烧烫伤深度、烧烫伤面积,有无呼吸道烧伤迹象 ①冷却降温后:粘在伤口表面的衣物,应小心去除或剪除,粘连严重者应由医生处理。尽量在伤口肿胀前,小心地脱除戒指、手表、皮带、鞋等物品 ②保护伤处:用消毒敷料轻轻遮盖伤处,也可短时间利用食用保鲜膜保护创面。较大面积的烧烫伤可用干净布单覆盖保护伤处 (3)严重烧烫伤、怀疑呼吸道烧伤:每5分钟检查一次意识、呼吸和脉搏。协助专业急救人员,尽快送医院诊治

(二)重要提示

1. 防止低体温 处理较大面积烧烫伤患者,冷水降温时间不宜过长,必要时给予保暖措施。

2. **禁用冰水** 不要用冰水或冰块降温,防止加重皮肤损伤。

3. **特殊损伤** 口腔、呼吸道、面部烧烫伤可能造成患者的呼吸道周围软组织肿胀而发生气道阻塞,造成窒息,应尽快给予医疗援助和尽快送医。

4. **保护伤处** Ⅰ度烧烫伤冷却后要注意保护发红的皮肤不被磨破,可涂抹烫伤膏;Ⅱ度烧烫伤注意保护水疱,冲洗时不要弄破,如水疱较大,可用消毒针刺破小

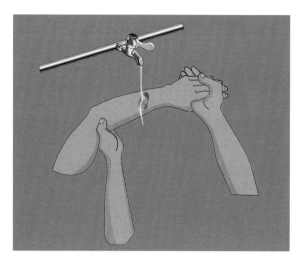

图 4-3-3 冷却降温

口放液;Ⅲ度烧烫伤注意保护创面,面积较大时可用床单等物品覆盖。

5. **预防感染** 尽量保护水疱表皮完整,促进愈合,防止感染。不可涂抹诸如牙膏、酱油等物品,避免伤处感染。

第四节 狗咬伤

一、概述

1. **风险** 被狗或者其他动物咬伤时,伤口可能出血和感染。被狗、猫咬伤有感染狂犬病的风险。

2. **狂犬病** 狂犬病是由狂犬病毒引起的急性传染病。狂犬病毒存在于狗、猫等动物的神经组织和唾液中。人被患狂犬病的动物如狗、猫等抓伤、咬伤、舔舐伤口,有可能患狂犬病。因恐水症状比较突出,故本病又名恐水症。注意,蝙蝠、羊、猪、牛、马等哺乳动物也可以传播狂犬病。

3. **危害** 目前对于狂犬病尚缺乏有效的治疗手段,人患狂犬病后病死率几近100%,故应加强预防。

二、评估

（一）伤口特点

1.动物咬伤的伤口多不规则,伤口深、出血多、污染重,伤口易发生感染。

2.四肢伤口多见局部有牙痕或伤口,可见出血、肿胀。头面部伤口伤情重,患狂犬病风险高。

（二）狗咬伤后暴露的评估

1. 暴露的定义　狂犬病暴露是指被狂犬、疑似狂犬或者不能确定是否患有狂犬病的宿主动物咬伤、抓伤、舔舐黏膜或破损皮肤处,或者开放性伤口、黏膜直接接触可能含有狂犬病毒的唾液或者组织。此外,罕见情况下,可以通过器官移植或吸入气溶胶而感染狂犬病毒。

2. 暴露的分级　按照暴露性质和严重程度将狂犬病暴露分为三级（表 4-4-1）。

表 4-4-1　狂犬病暴露的分级及其特点

暴露分级	接触方式	暴露程度
Ⅰ级暴露	1. 接触或喂养动物 2. 完好的皮肤被舔舐 3. 完好的皮肤接触狂犬病动物或狂犬病患者的分泌物或排泄物	无
Ⅱ级暴露	1. 裸露的皮肤被轻咬 2. 无出血的轻微抓伤或擦伤 首先可用肉眼仔细观察暴露处皮肤有无破损;当肉眼难以判断时,可用酒精擦拭暴露处,如有疼痛感,则表明皮肤存在破损（此法仅适于致伤当时测试使用）	轻度
Ⅲ级暴露	1. 单处或多处贯穿皮肤的咬伤或抓伤（"贯穿"表示至少已伤及真皮层和血管,临床表现为肉眼可见出血或皮下组织暴露） 2. 破损皮肤被舔舐（应注意皮肤皲裂、抓挠等各种原因导致的微小皮肤破损） 3. 黏膜被动物唾液污染（如被舔舐） 4. 暴露于蝙蝠（当人与蝙蝠之间发生接触时应考虑进行暴露后预防,除非暴露者排除咬伤、抓伤或黏膜的暴露）	严重

（三）狂犬病评估

1. 潜伏期　指从感染到发病前无症状的时期,多数为 1～3 个月,1 周以内或 1 年以

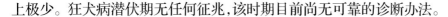

上极少。狂犬病潜伏期无任何征兆,该时期目前尚无可靠的诊断办法。

2.**典型表现** 开始表现为低热、头痛、食欲减退,继而出现烦躁、恐水、畏光、怕风、咽肌痉挛、进行性瘫痪等。患者一般于发病3～6天内死于呼吸或循环衰竭。

(1)急性期症状:患者出现典型的狂犬病临床症状,一般持续1～3天。有两种表现,即狂躁型与麻痹型。

1)狂躁型患者:出现发热并伴随明显的神经系统体征,包括功能亢进、定向力障碍、幻觉、痉挛发作、行为古怪、颈项强直等。其突出表现为极度恐惧、恐水、怕风、发作性咽肌痉挛、呼吸困难、排尿排便困难及多汗流涎等。亮光、噪声、触动或气流也可能引发痉挛,严重发作时尚可出现全身疼痛性抽搐。由于常有呼吸肌痉挛,故可导致呼吸困难及发绀。

2)麻痹型患者:无典型的兴奋及恐水现象,而以高热、头痛、呕吐、咬伤处疼痛开始,继而出现肢体软弱、腹胀、共济失调、肌肉瘫痪、大小便失禁等。

(2)麻痹期症状:患者晚期逐渐进入安静状态,此时痉挛停止,渐趋安静,出现弛缓性瘫痪,尤以肢体弛缓性瘫痪最为多见。麻痹可能是对称性或非对称性的,以被咬肢体侧更为严重。眼肌、颜面部肌肉及咀嚼肌也可受累,表现为斜视、眼球运动失调、下颌下坠、口不能闭、面部缺少表情等。患者的呼吸渐趋微弱或不规则,并可出现潮式呼吸、脉搏细数、血压下降、反射消失、瞳孔散大。临终前患者多进入昏迷状态,呼吸骤停一般在昏迷后不久即发生。本期持续6～18小时。

狂犬病发病后的整个自然病程一般为7～10天。死因通常为咽肌痉挛而窒息或呼吸、循环衰竭。

三、处置

被狗、猫等哺乳动物咬伤后,要立即评估伤口,及时处理。有大出血情况的应立即止血,如出血不多,应尽快对伤口进行冲洗,并及时接种狂犬病疫苗。

(一)狗咬伤现场急救步骤与措施(表4-4-2)

表4-4-2 狗咬伤现场急救步骤与措施

步骤	措施
1-评	评估环境,确认现场安全。穿戴个人防护装备

步骤	措施
2- 查	检查患者意识反应，有无活动性大出血，如有大出血，应立即止血
3- 呼	呼喊求助，拨打急救电话 120，并取来附近的急救器材
4- 救	检查狗咬伤的伤口情况，根据实际伤情处理。 （1）优先止血：大出血给予有效止血，包扎。如效果不佳，考虑使用止血带进行止血 （2）彻底清洗：用肥皂水（或其他弱碱性清洗剂）和一定压力的流动清水交替清洗咬伤和抓伤的每处伤口至少 15 分钟。如条件允许，建议使用狂犬病专业清洗设备和专用清洗剂对伤口内部进行冲洗。最后用生理盐水冲洗伤口以避免肥皂液或其他清洗剂残留 （3）消毒处理：彻底冲洗后用稀碘伏（0.025% ~ 0.05%）涂擦或消毒伤口内部 （4）冷敷：局部淤血、肿胀，可在伤处进行冷敷，每次不超过 20 分钟 （5）外科处置：与普通创伤伤口相比，动物致伤伤口具有病情复杂、软组织损伤严重、合并症多、细菌感染率高等特点，应尽快到医院进行专业的外科处置 （6）免疫处置：尽早接种狂犬病疫苗和注射抗狂犬病血清（图 4-4-1），必要时注射破伤风抗毒素

4

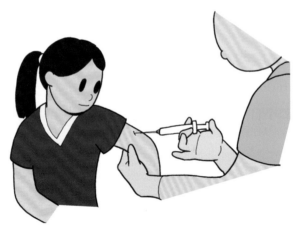

图 4-4-1　注射狂犬病疫苗

（二）狂犬病暴露后的免疫处置（表 4-4-3）

表 4-4-3　狂犬病暴露后的免疫处置

暴露级别	暴露程度	暴露后的免疫处置
Ⅰ级	无	确认接触方式可靠则不需处置

续表

暴露级别	暴露程度	暴露后的免疫处置
Ⅱ级	轻度	1. 处理伤口 2. 接种狂犬病疫苗
Ⅲ级	严重	1. 处理伤口 2. 注射狂犬病被动免疫制剂（抗狂犬病免疫血清/狂犬病人免疫球蛋白） 3. 接种狂犬病疫苗

注：①暴露于啮齿类动物家兔或野兔时，通常无须接受狂犬病暴露后免疫预防；②禽类、鱼类、昆虫、蜥蜴、龟和蛇不会感染和传播狂犬病毒；③发生在头、面、颈部、手部和外生殖器的咬伤属于Ⅲ级暴露（由于这些部位神经丰富，世界卫生组织建议定为Ⅲ级暴露）。

（三）重要提示

1. **规避风险** 远离行为异常的动物。除狗、猫外，以下动物可能携带狂犬病毒，如臭鼬、浣熊、狐狸、蝙蝠或其他野生动物。家养宠物应完成注射畜用预防狂犬病疫苗，预防宠物患狂犬病。

2. **现场急救** 现场要首先制服或远离危险动物，确保安全。如有大出血要以止血为主，如没有大出血，要以彻底冲洗伤口为主。

3. **预防狂犬病措施** 处理狗或其他风险动物咬伤的伤口一定要及时、彻底。尽早到正规医疗单位接种疫苗或免疫血清，并按疗程完成注射。

章末思考题

1. 淹溺的岸上正确急救措施有哪些？

2. 如何为淹溺者实施心肺复苏？

3. 狗咬伤后预防狂犬病的措施有哪些？

4. 烧烫伤的现场急救措施有哪些？

第五章

创伤

掌握：

1. 大出血的识别：危及生命大出血的表现。

2. 现场止血方法：直接压迫止血法、加压包扎法、止血带止血法。

3. 弹性绷带包扎方法。

4. 骨折现场固定：固定物品选择、固定方法。

熟悉：

1. 开放性、闭合性创伤特点和处置原则。

2. 骨折的识别：骨折的症状与体征。

了解：

创伤的概念。

第一节　概述

创伤是指各种物理、化学和生物等致伤因素作用于人体,造成组织结构完整性损害或功能障碍。创伤已成为 35 岁以下人群的首位死因,也是导致残疾的主要原因。

一、类型

(一)分类与特点

1.根据体表组织完整性分类　根据体表组织完整性破坏与否分为开放性创伤和闭合性创伤。

(1)开放性创伤:有伤口及出血现象,细菌有机会由伤口入侵而导致感染。伤口暴露时间越长,感染机会越大。

(2)闭合性创伤:表面没有伤口,伤处可有红肿、疼痛、淤血、畸形等表现,细菌感染机会不大。虽然表面没有伤口,但可能血液已大量流失于腹腔、胸腔或皮下及肌肉组织中,难以评估失血的程度。

2.根据致伤部位分类　分为颅脑损伤、颌面部损伤、颈部损伤、胸部损伤、腹部损伤、骨盆肢体损伤。在严重的创伤事件中,患者出现两个部位以上的损伤,称为多发伤。

(二)开放性创伤

1.擦伤　为浅表损伤,是最轻的一种创伤,表面有少许出血点和渗血。一般 1～2 天可自愈。

2.割伤　由利器如刀、玻璃片等造成的伤口,通常伤口边缘比较整齐,可伤及皮下软组织。如果伤及大血管,会导致严重失血。

3.裂伤　钝性暴力作用,造成皮肤及皮下组织撕开、断裂,伤口多为不规则的形状。皮肤组织受损程度较大,伤口容易受细菌感染。

4.刺伤　由尖锐器具如针、钉等造成,伤口表面虽然细小,但伤口可能很深,此类伤口

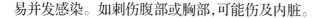

易并发感染。如刺伤腹部或胸部,可能伤及内脏。

5. **开放性骨折** 直接或间接的暴力作用于骨组织,造成骨的连续性中断,骨折断端刺破皮肤或其他组织,局部可见到活动性出血。伤口深浅不一,易污染,严重时疼痛、出血,可导致休克发生。

(三)闭合性创伤

1. **挫伤** 为钝性损伤,表现为局部肿胀、压痛。

2. **扭伤** 为关节周围组织受到过大牵张力而造成的损伤,表现为局部肿胀、疼痛和活动障碍。

3. **闭合性骨折** 直接或间接的暴力作用于骨组织,造成骨的连续性中断,局部没有伤口,但是可以出现明显疼痛、肿胀。严重时骨折断端可伤及周围组织、血管、神经及内脏,引起严重出血而危及生命。

4. **闭合性内脏伤** 有的钝性损伤患者体表损伤轻微,但结合受伤机制和表现,应考虑到内脏损伤的可能。如头部外伤后引起脑挫裂伤,胸腹部撞击后引起肝、脾等内脏破裂伤等。

二、处理原则

(一)开放性创伤

1. **伤口处理** 有效止血、预防感染,促进伤口的愈合。

2. **特殊损伤**

(1)异物刺入:异物如为匕首等锐器嵌入伤口内,为了防止加重伤势,切勿拔除异物。可将异物妥善固定,减少移动,及时送医院处理。

(2)腹腔脏器外露:不要将外露脏器送回腹腔。可用湿的敷料妥善包扎外露脏器,避免施压。外露脏器应保持湿润,但不能浸泡。

(3)开放性骨折:先止血包扎伤口,再进行临时固定。参见本章第三节。

(二)闭合性创伤

1. **局部制动和冷敷** 不要进行主动活动,怀疑骨折要给予临时固定。针对红肿、淤血等可以实施冷敷疗法,减轻肿胀、疼痛。

2. **及时送医** 怀疑有骨折或内脏损伤的患者,应正确搬抬,及时送医院诊治。

（三）重要提示

1. 避免加重伤害 包扎或固定患肢后,检查末梢血液循环,如出现血液循环受阻情况,应调整松紧度。

2. 末梢血液循环受阻的表现

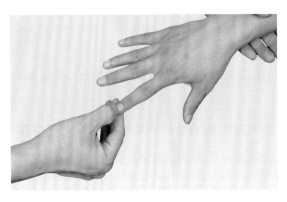

图 5-1-1 检查末梢血液循环

（1）皮肤颜色、温度变化:患者肢端皮肤苍白,若持续加重,皮肤转为灰白或紫色,皮肤发凉,可与健侧作比较。

（2）感觉和活动异常:患者感到局部疼痛或麻木,或无法活动伤肢。

3. 检查末梢血液循环 创伤患者处置前后要检查末梢血液循环,前后对比,并持续评估。检查方法:先压住受伤肢体末端的皮肤或甲床（图 5-1-1）,松开后,被压部位如在 2 秒内迅速恢复正常颜色,提示循环良好,反之则提示血液循环受阻。

三、创伤急救物品

（一）敷料

消毒纱布又称为敷料,清洁的布块及手帕可临时应急。临时敷料需具备 5 个条件:柔软、透气、无粘性、清洁及吸水。

1. 用途 敷料用以覆盖及保护伤口,防止细菌感染,吸收伤口渗出的液体,并帮助血液凝结,加速止血。理想的敷料必须经过消毒处理,而且需质地柔软和吸水力强等（图 5-1-2）。创可贴是小型的敷料,用于浅、小伤口。

2. 使用敷料的基本原则

（1）无菌操作:清洗双手,处理伤口时戴防护手套,避免用手直接接触伤口或敷料内侧,防止交叉感染。处置完毕正确脱除手套（参见前文表 1-2-4、图 1-2-2）。

（2）选择大小:按照伤口大小选择敷料,敷料面应完全覆盖伤口,以减少污染机会。

（3）其他:止血时若敷料渗透血液,不应除去,而应在上面加上另一块敷料。

图 5-1-2 敷料

（二）三角巾

三角巾由斜边、底边、1 个顶角、2 个底角组成，是最常用的包扎固定的材料之一（图 5-1-3）。

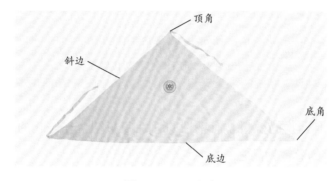

图 5-1-3 三角巾

用途：三角巾可以做成临时敷料、环形垫，帮助处理有断骨外露或有异物的伤口。折叠成宽带或窄带，制成悬带，用于承托及固定伤肢、处理手掌心的出血。

（三）绷带

1. 形态与材质

（1）形态：绷带为长带状，有不同的宽度和长度可供选择，是包扎伤口最常用的材料之一。

（2）材质：有弹性绷带和纱布绷带两种材质。弹性绷带（图 5-1-4A）有利于关节的活动；纱布绷带吸水性强，有利于出血伤口的包扎。特殊的弹性绷带又称为急救创伤绷带（图 5-1-4B）。

2.用途

（1）固定：固定敷料、软垫于伤口及受伤部位。固定关节、肢体，使之减少活动、减轻疼痛，促进康复。固定夹板及替代用品，如骨折的临时固定。

（2）保护创面：减少交叉感染。

3.固定绷带的方法　将绷带末端塞入前一圈的绷带内，还可将绷带末端剪开，环绕伤肢一圈，再打结固定。最后用绷带扣、粘性胶布、安全别针等固定绷带尾端。

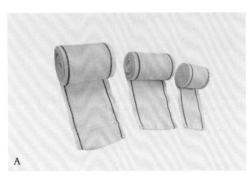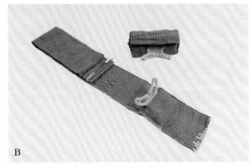

图 5-1-4　弹性绷带

A.普通弹性绷带；B.急救创伤绷带。

（四）创可贴

创可贴是将含有药物的敷料与有粘性的弹性胶布结合在一起的便携式小型包扎用品；是急救包内必备的急救物品之一。

1.适应证　用于表浅伤口早期的止血、保护和包扎。尤其适用于手足、面部的小伤口。

2.特点　创可贴有各种材质和型号。例如防水型、关节型、蝶型等。创可贴具有使用简单、携带方便等优点，可协助止血、保护创面、促进愈合。有的创可贴所用的胶布透气性差，脓液会在局部积聚，无法排出，不利于伤口愈合。

3.使用方法　先用流动的清水清洁伤口，再用碘伏消毒伤口及周围皮肤，然后选择适合的创可贴覆盖创面。如果创可贴被浸湿，应及时更换。有弹性的创可贴不可过紧地缠绕，防止肢体发生缺血肿胀。创可贴的使用时间不宜超过 12 小时。

4.提示

（1）使用禁忌：有大血管、神经、肌腱损伤，以及疑有异物的伤口，烫伤、动物咬伤、化脓感染和各种皮肤疾病,不宜使用创可贴。

(2)及时就医:使用过程中出现伤口肿胀、有分泌物渗出时,应及时就医。

(五)固定材料

1.**夹板** 夹板类型多样,包括铝制夹板(图5-1-5)、木制夹板、充气夹板等。夹板需要具备一定的长度和宽度。

2.**其他** 骨盆固定带、颈托、床单、毛巾都可作为固定材料;未受伤的肢体可以固定伤肢,称为健肢固定。

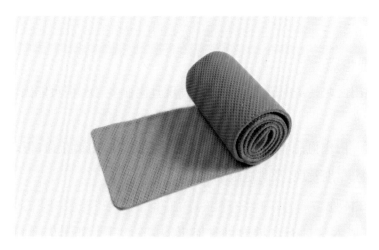

图 5-1-5 铝制夹板

第二节 伤口的评估与处置

一、评估

(一)类型

1.**外出血** 皮肤完整性破坏,血液自伤口流出。生活中绝大多数外出血较易发现,通过现场实施止血,止血效果较好。

2. **内出血** 体表无伤口,血管破裂导致血液聚集在组织间隙或脏器腔隙内(如胸腔、腹腔等)。内出血多隐匿,不易被发现。现场无法实施止血,应及早识别,尽快争取医疗救助。

(二)外出血特点

1. **动脉出血** 血液会从伤口处喷出,血液因含氧高而呈鲜红色。

2. **静脉出血** 伤口出血速度相对缓慢,大的静脉出血,出血速度较快,血液因含氧低而呈暗红色。

3. **毛细血管出血** 创伤后毛细血管出血较常见,血液缓慢渗出或呈点滴状流出,血液呈鲜红色。

(三)内出血特点

1. **隐匿** 内出血尤其是内脏出血不易被发现且出血多、快,很可能因为送医院延迟而危及生命。

2. **及时送医** 内出血患者通常需要确定性手术治疗或内镜止血,但现场无有效止血措施,应提高警惕,早期发现,及时送医院诊治。

(四)失血性休克

1. **失血量** 成人全身的血量为自身体重的 7%～8%,如果失血量大于全身血量的 10%,就会出现头晕、心慌、无力等失血的症状。失血量超过全身血量的 20%,达800～1 000 毫升,则会发生失血性休克,此时人体组织器官缺血、缺氧,导致功能障碍,危及生命。孕妇和儿童如果发生创伤失血,易恶化为休克,后果严重。

2. **评估要点**

(1)**伤口**:如果伤口深、大,毁损严重,有离断伤或致命性出血,表明伤情严重,易发展为休克。

(2)**伤势**:胸部或腹部损伤,骨盆、双侧大腿受伤时,由于可能发生严重失血,有潜在休克风险,随时有生命危险,应给予重视。

(3)**全身表现**:患者出现意识淡漠、面色苍白、口渴、无力、晕厥、脉搏增快、出冷汗、四肢发凉,继而出现意识不清、血压下降等表现,结合损伤机制和伤势,应怀疑发生失血性休克。

(五)处置

1. 做好个人防护　在接触开放性伤口前,应做好个人防护,戴手套,必要时戴护目镜(参见前文表 1-2-2、表 1-2-5)。

2. 有效止血　针对危及生命的外出血应立即有效止血,肢体创伤使用止血带等关键止血措施;怀疑内出血时,应尽早得到医疗救助。

3. 及时呼救　尽早拨打急救电话 120。

4. 吸氧、制动　现场有条件时给予氧气吸入,保持患者呼吸道通畅,减少活动或不必要的搬动。

5. 体位　通常采取平卧位,怀疑休克患者可抬高下肢约 30°。

6. 注意保暖　防止低体温加重伤势。

二、止血技术

(一)直接压迫止血法

这种方法是最常用、最有效且最容易实施的止血方法,在外出血止血时应作为首选。

1. 适用范围

(1)各种性质的出血:动脉、静脉、毛细血管出血。较大的动脉出血应与其他止血方法配合使用。

(2)各部位出血:头部、躯体、四肢及身体各处的伤口均可使用。

2. 直接压迫止血法操作要点(表 5-2-1)

表 5-2-1　直接压迫止血法操作要点

步骤	操作
1	用敷料完全覆盖出血部位,采用单手(或双手)掌根或全掌直接压迫在伤口上方,时间持续 10～20 分钟(图 5-2-1)
2	如止血效果不佳,需要增加敷料继续施加压力,不应取下之前的敷料
3	有效止血后,使用绷带包扎,固定敷料并协助止血
4	对于污染较重的伤口,且无明显出血时,应先充分冲洗后再包扎,以减少伤口感染的风险

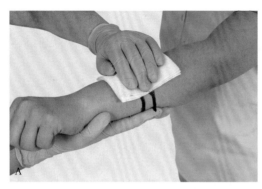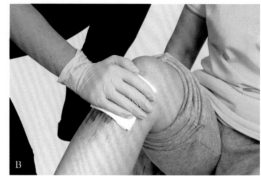

图 5-2-1　直接压迫止血法

A. 上肢伤口直接压迫止血；B. 下肢伤口直接压迫止血。

(二)止血带止血法

1. 适应证　直接压迫止血法不能奏效的四肢活动性大出血。

2. 材料　选用宽布条、三角巾、旋压式止血带等。也可选用血压计的充气式袖带，充气式袖带施压面积大，对受压的组织损伤较小。

3. 部位　止血带结扎在伤口近心端上方 5～8 厘米的皮肤完好部位，有利于最大限度地保存肢体的功能。捆扎时应避开关节部位。

4. 制式旋压式止血带（图 5-2-2）　一种军用的止血带，使用方便，效果可靠。

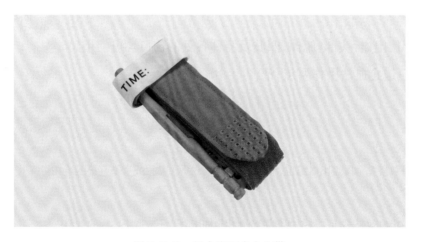

图 5-2-2　制式旋压式止血带

（1）结构：绞棒、卡槽、尼龙扣、魔术贴等。

（2）操作要点（表 5-2-2）

表 5-2-2 制式旋压式止血带的操作要点

步骤	操作
1	选择位置：距离肢体伤口近心端 5～8 厘米处，避免将止血带固定在关节和有损伤的皮肤处（图 5-2-3A） 加衬垫：在准备捆扎止血带的部位用毛巾、衣物等作衬垫，防止皮肤损伤
2	（1）放好绞棒：将绞棒放在伤肢外侧，系好尼龙扣，绕肢体缠紧或拉紧自粘带 （2）旋转：旋转绞棒直至出血停止 （3）固定：将绞棒锁进卡槽，并固定在合适的位置。
3	整理：将自粘带绕过绞棒并固定。对周径小的肢体出血部位，可继续缠绕自粘带绕过肢体。固定绞棒和自粘带
4	记录时间：在魔术贴上写明上止血带的时间（图 5-2-3B）
5	（1）就医：尽快送医院诊治 （2）做好交接：与接收患者的医务人员做好交接工作

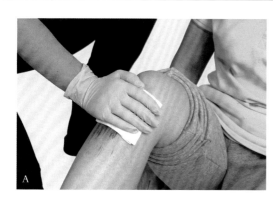 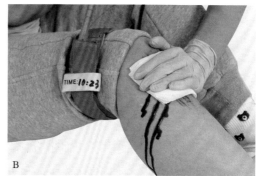

图 5-2-3 制式旋压式止血带应用于下肢伤口止血操作

A. 可先尝试直接压迫止血法；B. 如仍出血不止，立即使用止血带并标注时间。

5. 临时旋压式止血带的操作要点（表 5-2-3）

表 5-2-3 临时旋压式止血带的操作要点

步骤	操作
1	选择上止血带位置：距离肢体伤口近心端 5～8cm 处。避免将止血带固定在四肢关节处
2	加衬垫：在准备捆扎止血带的部位用毛巾、衣物等作衬垫，防止皮肤损伤
3	绑扎固定：采用宽布条或三角巾，将其折叠成长条状，宽度应至少为 2.5～5 厘米。绑扎后使用结实的小木棍或类似物体插入打结处旋转勒紧并固定，松紧度以远端出血停止为宜（图 5-2-4）

步骤	操作
4	记录时间：标明上止血带的时间
5	应尽量缩短止血带捆扎时间，尽快送医

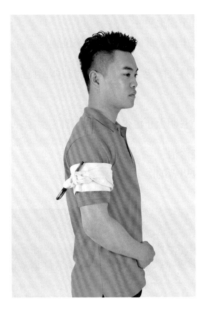

图 5-2-4　临时旋压式止血带

6. **重要提示**　一旦使用了止血带，远端肢体就面临着缺血坏死的风险。研究证实在 2 小时之内不会出现神经肌肉损伤，故如果在这个时间段能送到医院进行专科处理就不需要考虑缺血损伤的问题。如转运时间超过 2 小时，则应在能够止血的前提下尽早考虑换用其他替代方法。超过 6 小时肢体损伤不可逆转，同时产生大量毒素，放开止血带将导致生命危险，故不能松解。定期松解止血带的做法是错误的，因为其不能缓解远端肢体缺血，反而增加出血量。

三、包扎技术

1. **包扎功能**　有协助止血、保护伤口及受伤组织、固定异物等功能。

2. **包扎材料**　现场急救中通常使用敷料、创可贴、绷带、三角巾等医疗材料进行包扎。敷料、创可贴、绷带等包扎材料的用途、使用原则等参考本章第一节"三、创伤急救物品"。

3. 包扎方法 以绷带螺旋包扎法为例。

（1）适应证：前臂、上臂、大腿、小腿等伤口的包扎。

（2）步骤：在伤口处使用敷料充分止血后，在敷料的远心端，先用绷带环形缠绕2圈（图5-2-5A），然后向近心端缠绕，每一圈遮盖前一圈的1/2或2/3，直至完全覆盖敷料（图5-2-5B）。包扎完毕检查末梢血液循环。

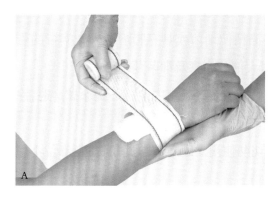 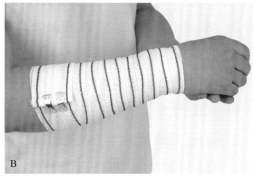

图 5-2-5 绷带螺旋包扎法

A. 起始；B. 完成。

4. 重要提示

（1）体位：应让患者舒适地坐下或躺下。尽可能面对患者进行操作。

（2）安抚：操作前要提示患者可能感受到的疼痛，动作要尽量轻柔，尽量减少操作时患者的痛苦，并给予必要的安抚。

（3）先止血、后包扎：所有开放性创伤均应有效止血后再给予包扎。绑扎绷带以制止出血及固定敷料、夹板为原则，不可过紧或过松。

（4）检查末梢循环：包扎四肢时，应露出手指或足趾，每次包扎完成后应检查伤肢末梢血液循环，每隔10分钟重复检查一次。如果伤肢麻木、皮肤颜色发紫或发白，可能包扎过紧，应给予松解再扎好。

（5）减轻疼痛：不要在受伤部位实施尾端固定，注意收好绷带尾端。

四、伤口的清洁与消毒

（一）目的

1. 预防感染 针对无活动性出血且周围污染严重的伤口，尤其是短时间内不能到达医院的开放性伤口,用生理盐水或流动的清水冲洗,预防继发感染。有条件时给予消毒处理。

2. **促进愈合** 保护创面、清洁和消毒伤口,有利于后期愈合。

(二)消毒物品及伤口处理

1. **常用消毒物品** 碘伏、医用酒精等。

(1)特点:碘伏具有广泛的杀菌消毒作用,可杀灭大部分的致病细菌、部分病毒等病原微生物。碘伏可用于普通伤口、皮肤的消毒。酒精使细菌或具有脂溶性外壳病毒的蛋白凝固变性,可消杀大多数细菌和部分病毒,但对大部分病毒及细菌芽孢无效。

(2)操作:使用棉球或棉棒,蘸取碘伏等消毒液从伤口处由内向外环绕涂抹 2 遍,涂抹范围距伤口边缘大于 5 厘米。

(3)提示:对碘、酒精等消毒剂明确过敏者切勿使用。眼睛周围、口腔黏膜部位不建议使用。酒精不能直接在伤口表面涂抹。

2. **伤口现场处理的急救步骤与措施**(表 5-2-4)

表 5-2-4 伤口现场处理的急救步骤与措施

步骤	措施
1- 评	评估环境,确保安全。穿戴个人防护装备
2- 查	检查生命体征,有无活动性出血,立即制止威胁生命的大出血
3- 呼	呼喊求助,取来急救箱。必要时拨打急救电话 120
4- 救	(1)检查伤口:出血、深浅、大小、有无异物、污染情况 (2)处理伤口:有大出血应优先止血,如出血不多应优先清洁、消毒 　①准备物品:酒精、碘伏、棉球或棉棒、无菌敷料、胶布、绷带、三角巾等 　②冲洗伤口:污染较重的伤口用流动的清水冲洗(图 5-2-6);严重污染的伤口需要较大压力水流,也可用注射器抽吸清水或生理盐水后冲洗伤口 　③消毒:蘸取消毒剂给予伤口及周围皮肤消毒 　④包扎:敷料直接覆盖伤口并施以一定的压力,妥善固定 (3)必要时送医院,给予进一步处理

3. **重要提示** 如在伤口处理过程中出现活动性出血,应停止冲洗、消毒,给予彻底止血包扎,待抵达医院后进一步处置伤口。

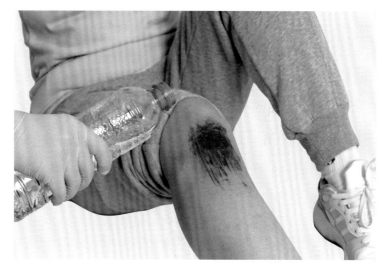

图 5-2-6　清洁伤口

第三节　骨折

5

一、概述

(一)概念及类型

1. **概念**　骨折是指骨结构的连续性完全或部分断裂。

2. **分类**　根据骨折处是否与外界相通分为开放性骨折和闭合性骨折。

(1)闭合性骨折:骨折部位皮肤完好,受伤部位可能出现畸形、肿胀。

(2)开放性骨折:骨折部位皮肤破损,骨折端直接或间接与外界相通,如骨折端外露,感染机会增加。

3. **人体骨骼构成**　成人有 206 块骨,按部位可分为颅骨、躯干骨和四肢骨三部分(图 5-3-1)。骨折时断端可能损伤周围的肌肉、神经、血管及内脏。

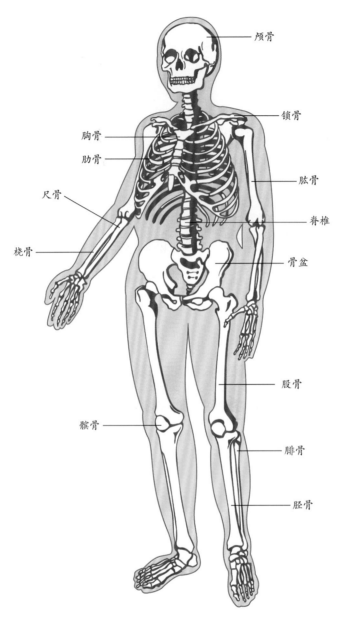

图 5-3-1 全身骨骼结构图

（二）受伤机制

1. **能量转移**　直接暴力和间接暴力都可能导致骨折，人体骨骼承受压力超过骨骼的强度即可导致骨折。高能量损伤产生能量转移，如交通伤（车速大于每小时 64 千米的车祸）、高处坠落伤（从患者身高 3 倍的高度坠落）、枪弹伤等，易导致严重骨折。

2. **非创伤原因**　骨骼疾病和积累性劳损也可引起骨折。

（三）评估

1. 局部表现 伤处疼痛、肿胀、有瘀伤，畸形，肢体可能短缩，不能正常活动。开放性骨折可见骨折端外露，伤口出血。

2. 全身表现 如果发生骨盆或大腿骨折，或多处骨折，患者可能出现失血性休克症状。一侧大腿骨折出血量可达800～1 000毫升，骨盆骨折出血量可达2 000～3 000毫升。肋骨骨折可造成血气胸，导致呼吸困难。

3. 特殊人群 老年人因骨骼退化、骨质疏松等导致骨折发生率较高，低能量损伤如摔倒、跌伤都可能发生骨折，常见部位为髋部、大腿（图 5-3-2）、手腕、腰椎等。

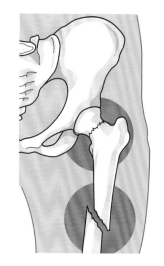

图 5-3-2 股骨骨折示意图

（四）骨折的现场急救步骤与措施（表 5-3-1）

表 5-3-1 骨折的现场急救步骤与措施

步骤	措施
1- 评	评估环境，确认现场安全。穿戴个人防护装备
2- 查	检查患者意识，有无活动性出血，立即制止威胁生命的大出血
3- 呼	呼喊求助，拨打急救电话120，并取来附近的急救器材
4- 救	（1）检查患者呼吸和脉搏，有无失血性休克表现 （2）检查、处理伤势：有无开放性伤口，出血情况，有无畸形、红肿、断端外露、活动受限 　①止血、包扎：如有开放性伤口，伴有活动性出血，应及时有效止血、包扎。伤口不要用水冲洗，已裸露在外的骨折断端，不要将其复位 　②固定：城市环境中，等待急救车期间，嘱患者不要活动，原地等候。如远离城市，短时间内无条件送往医院，可给予伤肢临时固定。固定后每隔10分钟检查远端的感觉、活动能力和血液循环情况。如有麻木感或末梢血液循环障碍，应立即调整包扎、固定物品，避免人为造成损伤 　③冷敷：伤后可立即使用冰袋等物品在闭合性骨折的伤处进行冷敷，可以减轻肿胀和疼痛 （3）提示：骨折发生在骨盆、大腿等处，易发生大的失血。每5分钟检查一次意识、呼吸和脉搏 （4）及时送医，确诊骨折，实施确定性治疗

二、骨折的临时固定技术

(一)临时固定的功能

1. 减少骨折部位活动、减轻疼痛。

2. 避免进一步损伤。

3. 稳定病情,便于转运。

(二)临时固定的材料

1. **各种夹板**　如铝制夹板、木夹板、充气夹板等。

2. **就地取材**　如木板、树枝、木棍等有支撑作用的临时物品。

3. **其他**　利用患者健侧肢体,或用三角巾、绷带等固定。

(三)临时固定的原则

1. **完全**　固定四肢的材料长度需要超过骨折断端两侧的关节,关节损伤时要固定两侧长骨。

2. **舒适**　在伤处或肢体骨性凸起部位(如内、外踝)垫上软垫,防止二次损伤。

3. **适宜**　尽量选取适宜材料固定,便于搬抬和转运。

(四)临时固定材料的使用

1. **铝制夹板**

(1)结构:铝制夹板由特种高分子材料包裹铝板而成,是一种新型的骨折固定材料。

(2)特点:体积小、携带方便,可塑形,能剪裁,可透 X 线等。

(3)适应证:四肢骨折或关节部位损伤。

(4)使用方法

1)前臂闭合性骨折铝制夹板固定的步骤与方法:见表 5-3-2。

表 5-3-2　前臂闭合性骨折铝制夹板固定的步骤与方法

步骤	操作
1	测量:在健侧肢体测量所需夹板长度
2	塑形:将铝制夹板塑形,用毛巾等物作衬垫(图 5-3-3A)
3	固定:用绷带固定夹板和肢体(图 5-3-3B)
4	悬吊:将肢体悬吊(图 5-3-3C)
5	检查血液循环:固定前后检查肢体末梢血液循环和感觉

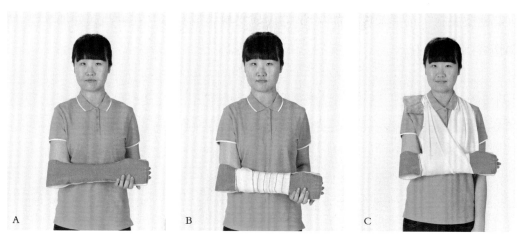

图 5-3-3　前臂闭合性骨折铝制夹板固定

A. 塑形；B. 固定；C. 悬吊。

2）踝部及小腿骨折铝制夹板固定方法：见图 5-3-4、图 5-3-5。

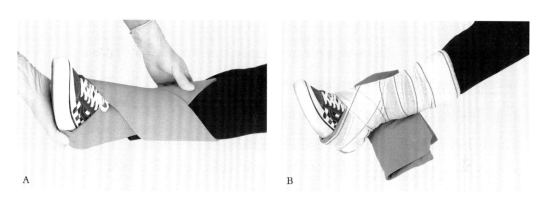

图 5-3-4　踝部及小腿骨折铝制夹板 8 字形固定

A. 塑形；B. 完成。

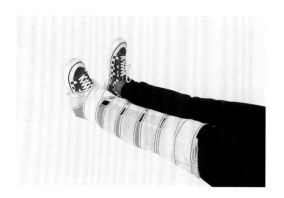

图 5-3-5　小腿骨折铝制夹板双 L 形固定

2. **硬质夹板** 选择长度、宽度合适的硬质夹板,进行固定,在骨凸起处加软垫,然后悬吊伤臂(图5-3-6)。

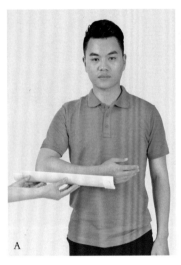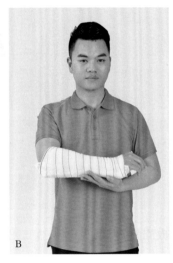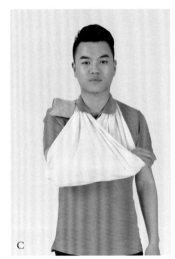

图 5-3-6 前臂骨折木质夹板固定

A.选择夹板长度;B.固定夹板;C.悬吊伤臂。

3. **三角巾** 适用于四肢、肋骨、锁骨骨折的临时固定。

(1)大手挂加宽带:适用于上臂、前臂的骨折(图5-3-7)。

(2)小手挂加宽带:适用于锁骨骨折、连枷胸(复杂性肋骨骨折)、手部骨折固定(图5-3-8)。

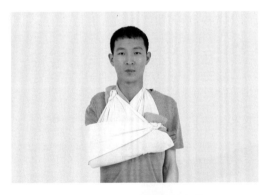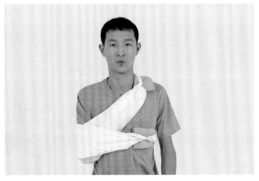

图 5-3-7 大手挂加宽带   图 5-3-8 小手挂加宽带

(3)健肢固定:适用于大腿、小腿骨折的临时固定(图5-3-9、图5-3-10)。

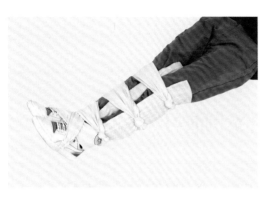

图 5-3-9 小腿闭合性骨折健肢固定

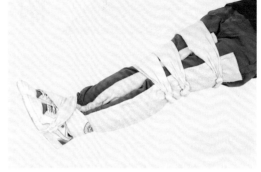

图 5-3-10 大腿闭合性骨折健肢固定

4. 骨盆固定带 适用于骨盆骨折固定(图 5-3-11)。

5. 床单 使用床单对骨盆骨折进行临时固定(图 5-3-12)。

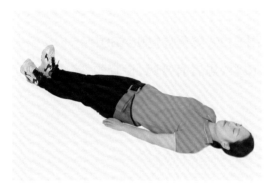

图 5-3-11 骨盆骨折骨盆固定带固定

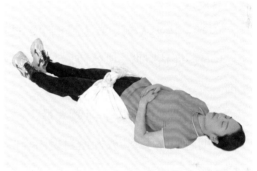

图 5-3-12 骨盆骨折床单固定

5

章末思考题

1. 伤口处理的流程有哪些?

2. 止血技术怎样实际运用?

3. 在运动场内有年轻人向你求助,述说他在跳高时摔伤左足踝。你检查他时发现左足踝肿胀,瘀伤、疼痛,脚趾有少许发麻及活动困难,应该如何处理?

4. 如何在现场处理骨折?

附　录

附录1　综合案例演习

案例一

患者女性,40岁,被人发现倒在路边,仰卧位。(学员戴手套进入现场)

参与人员2名。

1-评:评估环境安全。

2-查:大声呼唤:"女士,醒醒!" 没有反应,拍打双肩,重复一遍"女士、醒醒",仍然没有反应。

3-呼:"快来人啊! 有人晕倒了。请帮忙打120,拿急救包和AED!"

4-救:评估呼吸,观察胸腹部起伏5～10秒,患者有呼吸,检查颈、腕部的医疗配饰。

交给到达现场的专业急救人员。

救助者脱除手套,放入密封袋内。

案例二

患者男性,50岁,突然倒在火车站候车室,被人发现,仰卧位,立即进行急救。

参与人员2名。

1-评:评估环境安全。

2-查:大声呼唤,"先生,醒醒",没有反应,拍打双肩,"先生,醒醒",仍然没有反应。

3-呼:"快来人啊! 请帮忙打120,拿急救包和AED!"

4-救:评估呼吸,观察胸腹部起伏10秒,患者无呼吸。

立即开始心肺复苏,实施心肺复苏流程:

1. 胸外按压30次。

2. 开放气道,人工呼吸2次。

3. 施行几个循环后,AED 被送到现场。

4. 打开电源。

5. 贴电极片。

6. 分析心律(大家离开)。

7. 按放电键(充电完成,大家离开)。

8. 继续胸外按压(可交换人员进行)。

案例三

创伤现场:讲师可设置交通事故、火灾、地震等灾难场景。

灾难现场,有 3 人受伤,参与人员 3 ~ 4 名,设组长 1 名。

病例 1:右前臂伤口出血,使用消毒敷料进行直接压迫止血 5 分钟,止血后用绷带进行螺旋包扎。

病例 2:左前臂伤口可见喷射性出血,使用敷料直接压迫止血法无效,使用旋压式止血带实施止血。

病例 3:右小腿骨折(闭合性),健肢固定。

要求:在组长的组织指挥下,团队成员协作完成止血、包扎、固定操作。

附录 2　急救技能关键点和操作流程速查

一、急救四步法(附表 1、附图 1)

通常情况下,第一响应人在现场展开急救时可按照急救四步法的程序实施。

提示:学员戴手套进行操作,操作完毕脱除手套,可与脱除手套考核合并实施。

附表 1　急救四步法

步骤	操作
1– 评	评估环境,确保安全(附图 $1A_1$、A_2)

续表

步骤	操作
2-查	初步检查, 必要措施（附图 1B）
3-呼	呼叫报警, 急救器材（附图 1C）
4-救	详细检查, 正确施救（附图 1D₁、D₂）

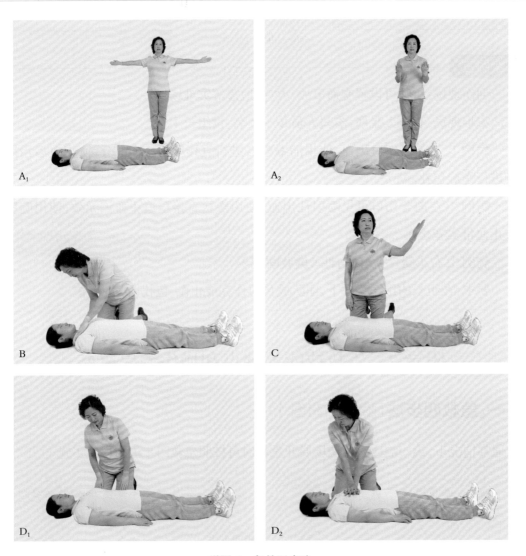

附图 1　急救四步法

1-评:确保现场安全,做好个人防护(A₁、A₂);2-查:初始检查,判断意识(B);
3-呼:拨打急救电话120、拿急救包和 AED(C);4-救:检查呼吸(D₁),实施心肺复苏(D₂)。

二、正确脱除防护手套（附表 2、附图 2）

附表 2　正确脱除防护手套的步骤与方法

步骤	操作
1	捏住一只手套外部靠近手腕的部分，向下翻卷，直到里层全部露在外面（附图 2A、B）
2	用另一只戴手套的手将脱除的手套全部握在手中（附图 2C）
3	将已脱除手套的一只手的两根手指从另一只手上的手套袖口处塞入，避免接触手套外部（附图 2D）
4	脱除这只手套，使其里层完全露在外面，第一只手套则包裹在里面
5	如果手套上沾染了血液或体液，脱除后将其放入一个可密封的塑料袋内（附图 2E），然后再弃置，最好丢弃入医疗垃圾袋内

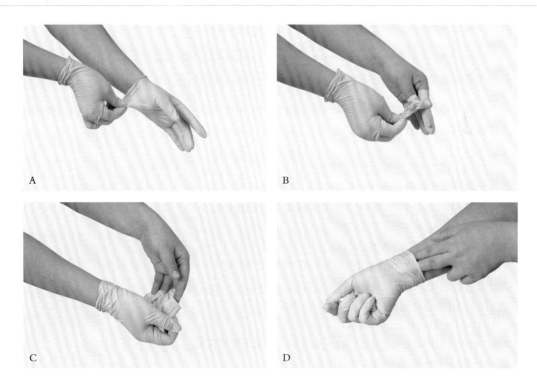

A

B

C

D

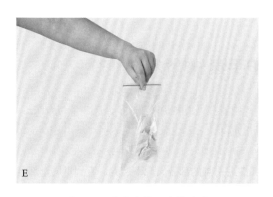

附图 2　脱除防护手套的步骤

三、成人单人心肺复苏加 AED 操作步骤要点（附表 3、附图 3）

附表 3　成人单人心肺复苏加 AED 操作步骤要点

步骤	操作
1- 评	评估环境，确保安全（附图 3A）
2- 查	评估意识反应，如无任何反应则进入第 3 步（附图 3B）
3- 呼	呼喊求助，让前来帮忙的人拨打急救电话 120，拿急救器材（附图 3C）。如果是独自一人，手机开启免提模式拨打 120
4- 救	（1）检查呼吸，用 5 ～ 10 秒观察胸腹部有无起伏（附图 3D）如无呼吸或仅有濒死叹息样呼吸，持续心肺复苏 （2）胸外按压 30 次（附图 3E）（数数：01、02、03、04、05……30） （3）仰头提颏法开放气道（附图 3F） （4）人工呼吸 2 次 　　采用口对口（附图 3G）或口对面罩人工呼吸 2 次 　　按照胸外按压：人工呼吸（30∶2）循环操作 （5）AED 到达，操作 AED （6）打开 AED 电源（附图 3H） （7）连接：贴电极片（附图 3I） 　　有的 AED 需要插上插头（附图 3J） （8）分析心律：让大家离开（附图 3K） （9）按放电键（附图 3L）：充电完成，大家离开后实施 （10）交换按压（附图 3M） 　　提示：如有旁人在场，每 2 分钟（疲劳时可更早）交换一次按压职责，以确保胸外按压质量。直到专业医务人员到场接替或患者有反应

附录

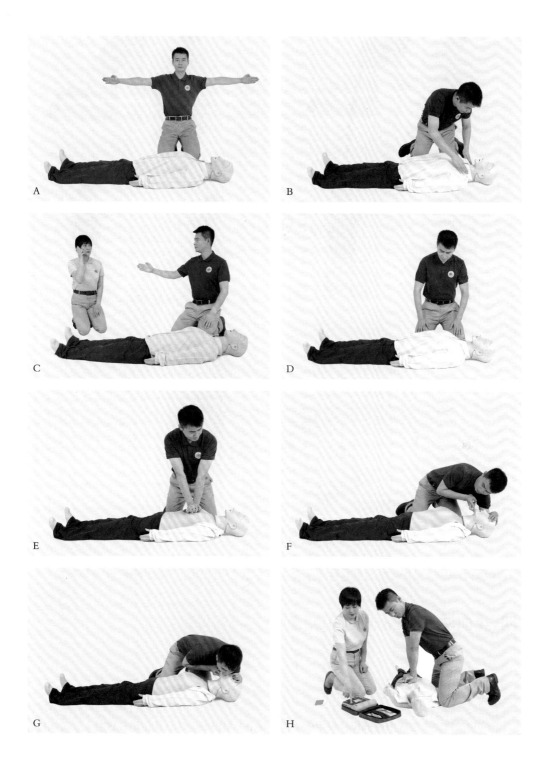

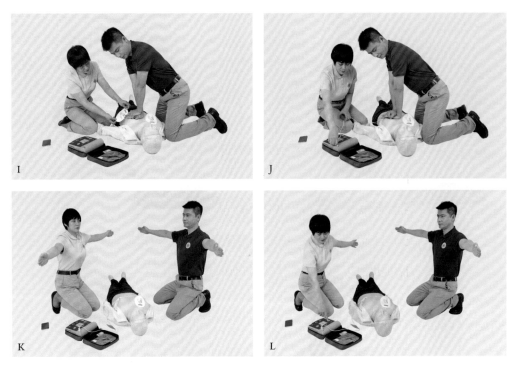

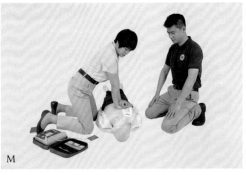

附图 3　成人单人心肺复苏加 AED 操作步骤要点

A. 确保现场环境安全；B. 评估意识反应；C. 呼救报警；D. 评估呼吸；E. 胸外按压；F. 开放气道；G. 人工呼吸；H.（AED 到达）打开电源；I. 贴电极片；J. 插上插头；K. 分析心律；L. 按放电键；M. 交换按压。

四、止血法（附表 4、附图 4、附图 5）

附表 4　伤口止血操作步骤

步骤	操作
1	用敷料完全覆盖出血部位，采用单手（或双手）掌根或全掌直接压迫在敷料上，时间持续 10～20 分钟（附图 4A）

续表

步骤	操作
2	如止血效果不佳，需要增加一块敷料继续施加压力，不应取下之前的敷料
3	肢体伤口出血未能止血时，选择止血带止血
4	选择上止血带的位置：距伤处近心端 5～8 厘米
5	在上止血带的部位加衬垫（有衣物可不用）
6	将绞棒放在伤肢外侧，系好尼龙扣，旋转绞棒，观察远端出血停止后，将绞棒扣入卡槽，固定好
7	在魔术贴上写明上止血带的时间（附图 4B），注意与专业医务人员交接
8	有效止血后，使用绷带包扎，固定敷料并协助止血（附图 5）

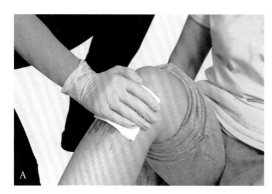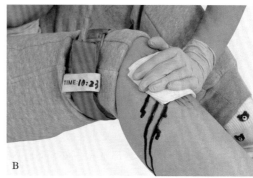

附图 4　止血法

A. 直接压迫，或选择止血位置；B. 扎好止血带，记录时间。

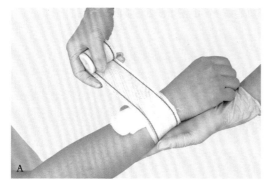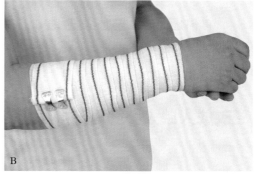

附图 5　绷带螺旋包扎法

A. 起始；B. 完成。

附录3　第一响应人急救技能考核表

姓名：　　　　　　　　　　日期：

一、急救四步法

1- 评 □ 现场环境安全，我已做好防护　　　　2- 查[※] □ 轻拍双肩，大声呼唤

3- 呼 □ 呼喊求助，拨打120，拿急救器材　　　4- 救[※] □ 详细检查，实施急救

> ※提示：考核讲师在学员实施"2-查"时反馈"患者无意识"，实施"4-救"时反馈"患者有呼吸"。
>
> 讲师在学员完成该项操作后在方框内打钩。与"二、正确脱除防护手套"一并考核。

二、正确脱除防护手套

步骤	操作要点	正确打√
1	捏住一只手套外部靠近手腕的部分，向下翻卷，直到里层全部露在外面	
2	用另一只戴手套的手将脱除的手套全部握在手中	
3	将已脱除手套的一只手的两根手指从另一只手上的手套袖口处塞入	
4	脱除这只手套，使其里层完全露在外面，第一只手套则包裹在里面	
5	如果手套上沾染了血液或体液，脱除后将其放入一个可密封的塑料袋内，然后再弃置，最好丢弃入医疗垃圾袋内	

○通过　　　○补考通过　　　　　　　　讲师签名：

三、成人单人心肺复苏加 AED 操作

步骤	操作要点	正确打√
第一阶段：成人单人心肺复苏		
1	确保环境安全，我已做好防护（口述）	

步骤	操作要点	正确打√
2	判断意识：轻拍双肩，大声呼唤	
3	呼喊求助，让人拨打120，取来急救包和AED	
4	检查呼吸（观察胸腹部有无呼吸运动，用时5～10秒）	
5	摆放体位，暴露胸部，按压手法、位置正确	
	频率：每分钟100～120次（在15～18秒时间内给予30次胸外按压）	＿＿＿＿秒
	足够的深度：5～6厘米	
	让胸廓完全回弹	
	尽量减少按压中断（<10秒）	
6	给予2次人工呼吸（每按压30次后行2次人工呼吸，每次1秒）	
7	至少完成2组按压和通气，讲师根据完成质量让第二名施救者上场	
第二阶段：操作AED（第二名施救者携带器材上场："你来操作AED，我接替按压。"）		
8	开机：按下开机键（有些品牌打开盖子即开机）	
9	连接：粘贴电极片位置正确（接替者按压不中断），并连接设备	
10	分析：分析心律时确保所有人不接触患者（需目测和口述）	
11	放电：确保无人接触，按放电键（开启AED到电击应<45秒），恢复按压	

○通过　　　　○补考通过　　　　　　　　　　　　讲师签名：

四、止血、包扎技能

步骤	操作要点	正确打√
1	确保环境安全，我已做好防护（口述）	
2	选取敷料，直接压迫止血※	
3	止血效果不好，应用止血带止血	
	选择上止血带的位置，正确操作	
	观察止血效果，记录时间（口述）	
4	使用绷带包扎伤肢，松紧适度，并检查末梢循环	
	包扎完毕，伤肢悬吊或抬高（口述）	

○通过　　　　○补考通过　　　　　　　　　　　　讲师签名：

※提示:当学员实施压迫止血时,考核讲师反馈止血效果欠佳,需要学员增加敷料,继续施压。

附录4　第一响应人课程教学大纲

培训对象:16岁以上,身体健康的公民。

培训目标:通过8学时(1天)的培训使学员掌握基本急救技能,正确规范地实施现场第一响应人紧急救助行为。

第一响应人课程教学目标及相关知识、技能

模块 (学时)	内容	教学目标	相关知识、技能
1. 急救总论 (1学时)	1.1 急救概念与原则	1.1.1 了解急救的概念 1.1.2 掌握现场急救的原则	1.1.1 "第一目击者"现场急救的定义 1.1.2 安全原则、时间原则、告知原则、科学原则
	1.2 急救的程序	1.2.1 熟悉现场评估的方法 1.2.2 掌握启动急救系统的方法 1.2.3 熟悉患者的评估方法 1.2.4 掌握急救四步法	1.2.1 环境安全评估、自身防护(口罩、手套)、伤员数量记录及现场资源利用 1.2.2 拨打急救电话的方法与注意事项 1.2.3 基本询问和生命体征及伤病情的检查 1.2.4 急救四步法的内容与步骤
	1.3 施救者职责和义务	1.3.1 了解相关法律、法规知识 1.3.2 了解患者隐私的保护方法	1.3.1《北京市院前医疗急救服务条例》等相关法律、法规条款解读 1.3.2 保护患者的个人信息、暴露伤员身体应遵循的原则
	1.4 心理应激	1.4.1 了解心理应激的概念 1.4.2 了解应激心理调节方法	1.4.1 心理应激定义、积极和消极心理反应在急救中的作用 1.4.2 自我心理调节的常用方法
2. 日常急症 (0.5学时)	2.1 心血管急症	2.1.1 熟悉心血管急症的特点 2.1.2 掌握心血管急症的处置	2.1.1 心血管急症的典型、不典型症状和体征 2.1.2 心血管急症的急救原则和方法
	2.2 呼吸系统急症	2.2.1 熟悉气道异物梗阻的识别 2.2.2 掌握成人气道异物梗阻的解救方法	2.2.1 不完全、完全梗阻的鉴别 2.2.2 腹部冲击法的步骤及技术要点

模块（学时）	内容	教学目标	相关知识、技能
3. 心肺复苏术/自动体外除颤器相关理论、操作与考核（3学时）	3.1 心肺复苏理论	3.1.1 掌握心肺复苏适应证 3.1.2 了解胸外按压的原理 3.1.3 了解人工呼吸的原理 3.1.4 掌握成人心肺复苏技术 3.1.5 熟悉终止心肺复苏的条件 3.1.6 了解生存链概念	3.1.1 心搏骤停、呼吸骤停的概念 3.1.2 胸外按压方法和原理 3.1.3 人工呼吸的意义和方法 3.1.4 成人复苏技术 3.1.5 终止心肺复苏的各种情况 3.1.6 院外生存链6个环节
	3.2 心肺复苏操作	3.2.1 掌握判断意识、呼吸的方法 3.2.2 掌握成人胸外按压技术 3.2.3 掌握成人人工通气技术	3.2.1 判断反应、呼吸停止、濒死呼吸 3.2.2 双手按压的位置和技术动作 3.2.3 开放气道手法，口对口通气要点
	3.3 自动体外除颤器相关知识及操作	3.3.1 了解自动体外除颤器的概述 3.3.2 了解特殊情况下自动体外除颤器的使用 3.3.3 掌握自动体外除颤器的操作	3.3.1 自动体外除颤器模拟机功能及部件介绍 3.3.2 特殊情况下自动体外除颤器的使用 3.3.3 自动体外除颤器的操作步骤
	3.4 操作考核	3.4.1 掌握急救程序 3.4.2 掌握成人心肺复苏的操作技能 3.4.3 掌握自动体外除颤器的操作技能	3.4.1 使用标准化技能考核表考核 3.4.2 使用标准化技能考核表考核 3.4.3 使用标准化技能考核表考核
4. 创伤理论（1学时）	4.1 创伤概论	4.1 了解创伤的概念	4.1 创伤的定义
	4.2 创伤的类型	4.2.1 熟悉开放性创伤特点和处置原则 4.2.2 熟悉闭合性创伤特点和处置原则	4.2.1 开放性创伤表现和急救方法 4.2.2 闭合性创伤表现和急救方法
	4.3 伤口处理	4.3.1 了解公共急救包的配置 4.3.2 掌握接触伤者的自我防护 4.3.3 掌握大出血的识别 4.3.4 掌握现场止血的方法	4.3.1 急救包物品的使用 4.3.2 手套使用、洗手及物品消毒 4.3.3 危及生命大出血的表现 4.3.4 直接压迫、加压包扎、止血带

续表

模块（学时）	内容	教学目标	相关知识、技能
	4.4 骨折	4.4.1 熟悉骨折的识别 4.4.2 掌握骨折现场固定	4.4.1 骨折的症状与体征 4.4.2 固定物品选择、固定方法
5. 意外伤害（0.5 学时）	5.1 烧烫伤	5.1.1 了解烧烫伤的识别 5.1.2 掌握烧烫伤的紧急处理	5.1.1 烧烫伤的症状与体征 5.1.2 烧烫伤的冷疗和保护
	5.2 动物伤害	5.2.1 掌握狗咬伤处置	5.2.1 狗咬伤现场处理及狂犬病预防注射要点
	5.3 淹溺	5.3.1 熟悉淹溺的识别 5.3.2 熟悉岸边救援的方法 5.3.3 掌握现场心肺复苏方法	5.3.1 淹溺的概念与表现 5.3.2 投递及抛掷等救援技术 5.3.3 淹溺患者基础生命支持技术
	5.4 电击伤	5.4.1 了解损伤机制 5.4.2 了解低压、高压触电的识别 5.4.3 掌握电击伤的处置	5.4.1 电流特点、发病机制和预防 5.4.2 局部和全身症状、体征 5.4.3 电击现场环境评估、患者的评估与处理
6. 止血、包扎技术练习与考核（1 学时）	6.1 止血	6.1.1 掌握直接压迫止血法 6.1.2 掌握止血带止血法	6.1.1 用棉垫直接压迫止血技术 6.1.2 旋压式止血带技术及替代方法
	6.2 包扎	6.2.1 掌握弹性绷带包扎方法	6.2.1 螺旋包扎方法
	6.3 操作考核	6.3.1 掌握正确摘除手套的方法 6.3.2 掌握直接压迫止血法、弹性绷带螺旋包扎和旋压式止血带使用	6.3.1 使用标准化技能考核表考核 6.3.2 使用标准化技能考核表考核
7. 综合演练（0.5 学时）	7.1 案例练习	7.1.1 急救四步法的内容和流程 7.1.2 掌握案例综合处置能力	7.1.1 急救四步法流程 7.1.2 成人心肺复苏术、自动体外除颤器操作、伤口直接压迫、螺旋包扎和旋压式止血带使用
8. 理论考核（0.5 学时）	8.1 试卷	8.1.1 掌握课堂所讲理论知识重点	8.1.1 使用标准化试卷考核

编者注：本教学大纲摘自 2019 年 12 月京卫应急（2019）42 号文件《北京市卫生健康委员会关于印发北京市社会医疗急救培训课程教学大纲及公共场所急救设施设备指导目录的通知》中"附件 1. 北京市社会医疗急救培训—急救证书系列课程教学大纲（修订版）"。